FOOD *for* Athlete Kids

運動營養師的
兒童健身餐

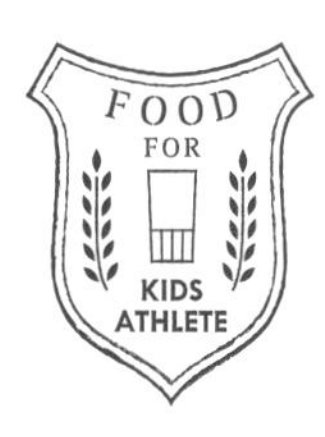

浮田 浩明

瑞昇文化

吃得正確吃得好，才能為運動員打下堅實的基礎。因此，我精心研究出各種菜色，讓運動小子們活力充沛地奔向未來。

最近我常聽到一些爸爸媽媽們煩惱說：「我家小孩都不愛吃飯……」他們提到，小朋友即便餓了還是沉迷打電動，或者看電視、做其他事情到忘記吃飯。我回想自己小時候，最盼望的就是吃飯時間、點心時間的到來，因此不解現在小朋友為什麼不愛吃飯。

很多小朋友放學後得直接去上才藝班或補習班。如果是去學他們最喜歡的足球、鋼琴，或是關係到將來升學考試的課業輔導，便不得不犧牲其他日常生活的時間了。而最常被犧牲掉的，就是「吃飯時間」。時間不夠的緣故，有人吃得很匆忙、有人吃得很簡單，有人因家人湊不到一起而經常獨自用餐。或許對他們來說，每日三餐早就不是「快樂時光」了。當然，爸爸媽媽太忙也是一大原因。要撥出一大段工作或自己的時間來下廚，讓小朋友可以準時吃飯，實在相當辛苦。我家也有小孩，我們也是雙薪家庭，我深知其中的難處。

但是，對於愛運動的「運動小子」來說，這是個非解決不可的大問題，因為讓孩子在成長發育階段攝取「質」「量」俱佳的飲食，才能為他打好基礎，日後成為一名身強體健的運動員。最近，日本的高中足球、高中棒球名校，都將飲食視為整體訓練的一環而嚴加掌控。然而，重要的是在此之前的飲食生活；是否從小吃得健康吃得好，進入高中後便能明顯看出體格與體力的差別了。我想建議大家，即便沒時間、做得不夠完美也無妨，請在家為孩子準備外觀就能刺激食欲的愛心料理，並且，一週至少一到兩次，全家聚在一起享受用餐時光。我的這項建議或許太簡單了，不用說您也知道，可無論如何，這件事對孩子太重要了。

我之所以有這種想法，緣於有一次我和在大阪樟蔭女子大學教授飲食課程的田中愛子教授聊天。她提倡的「餐桌上的哲學」（p4）太有力量了，可透過「飲食」解決現代社會的各種問題。自己栽種蔬菜、香草植物做成料理，全家享用。這麼簡單的一件事，卻能為我們奠定強健身心的基礎。當然，我們這種住在都市的人，要居家種植蔬菜及香草植物並不容易，但換一種方式，若能選擇精心種植的健康蔬菜，那就沒問題了。為了孩子的健康，請您務必慎選優質的食材及調味料。

瞧我說得頭頭是道，其實，小時候我也是個「挑食鬼」，長得又瘦又小，爸媽肯定為我傷透腦筋；但要是碰到我愛吃的，我能一口氣嗑下兩人份。今天我會成為一名料理人，是因為小時候我煎蛋給家人吃，獲得一致的讚美，從那時起，我便如同做科學實驗般地嘗試做各種料理，並且樂在其中，感受到全家人圍在餐桌旁共享美食的幸福。長大後，我將這份興趣變成工作，進而發現，飲食健康均衡的人，不但體質佳、鮮少病痛，也大多具備良好的溝通能力、高尚的品格。種種經驗讓我深信，豐富的飲食能夠創造豐富的人品，進而創造豐富的社會。

在這本書中，關於可促進小朋友食欲的料理及擺盤方式，由我浮田浩明來為大家設計；而關於「運動小子」的生活型態及飲食攝取方式等，則由大阪青山大學短期大學部教授，同時也是管理營養師，山田裕司先生惠予指導。菜色豐富多樣，都是小朋友成長發育所需的高熱量、高蛋白料理，有蔬菜、麵類、飯類，也有湯品和點心，供您自由搭配組合。「沒時間做那麼多道！」……沒關係，本書還提供許多單品食譜，用一道料理吃出均衡的營養。此外，這些料理都很簡單，只有少數幾樣較費工而已，但我會教你事先做起來、放入冰箱冷凍的訣竅，幫你節省烹調時間，敬請善加利用。希望本書能夠激發各位爸爸媽媽，乃至小朋友本身，對「打造強健體魄的兒童餐」產生興趣。當小朋友見到這些美味料理而眼睛一亮時，請好好捕捉這動人的一刻。

浮田 浩明

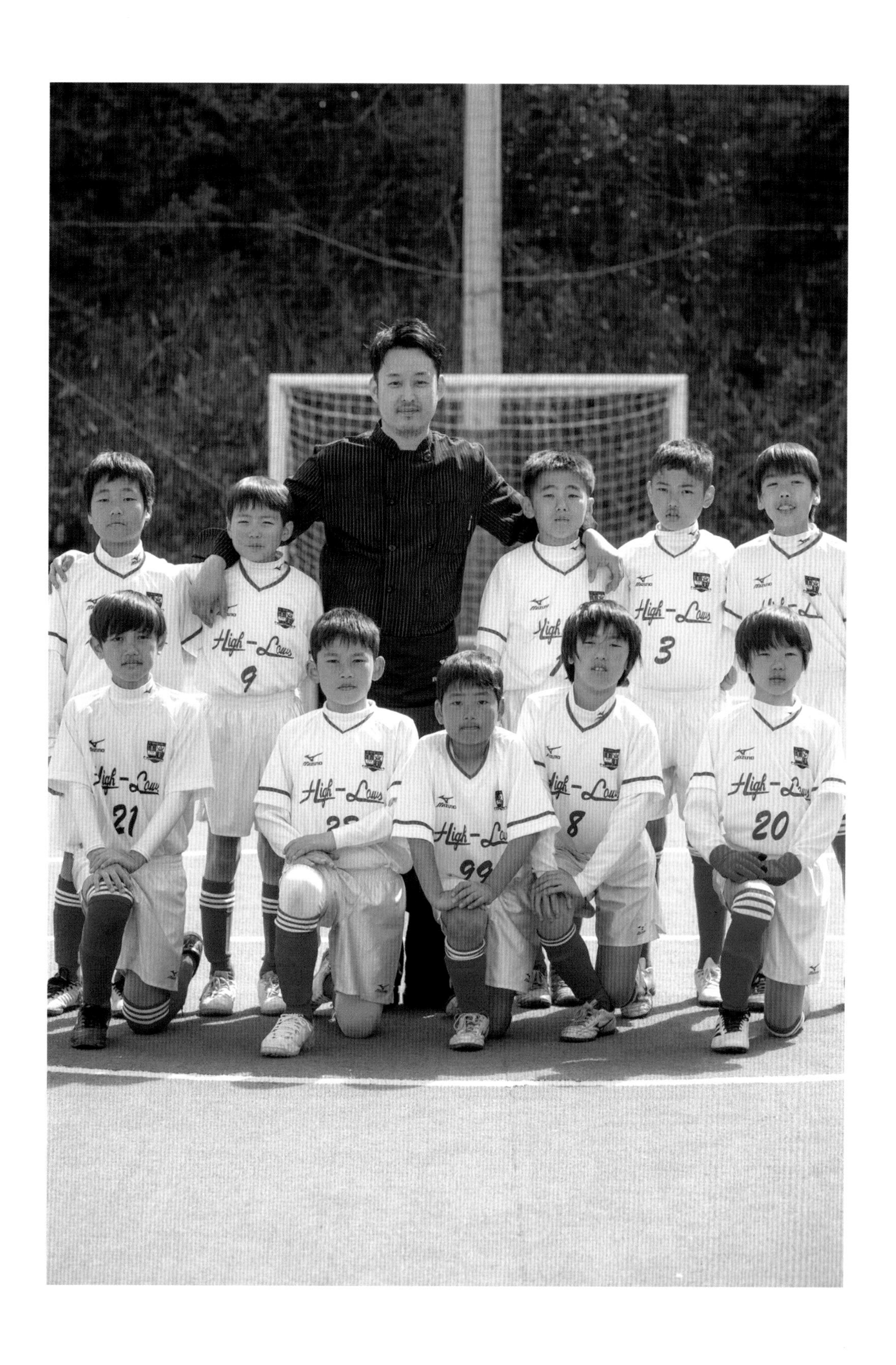
High-Lows
9
High-Lows
3
High-Lows
21
High-Lows
8
High-Lows
20

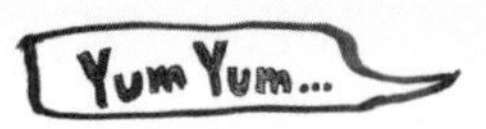

Philosophy on our table

food is life, food is love, food is future.

餐桌上的哲學 10 項提案

by 田中 愛子 Tanaka Aiko

為了下一世代、為了地球的未來，此時此刻，我們可以做一些事。我將這些事整理成 10 項提案。每天實踐這 10 項在家庭餐桌上的小小哲學，日積月累，我們就能培養出健康的人、打造出健康的社會，如果推廣到全世界，就能創造出豐富美好的未來。這是餐桌上的小小革命。

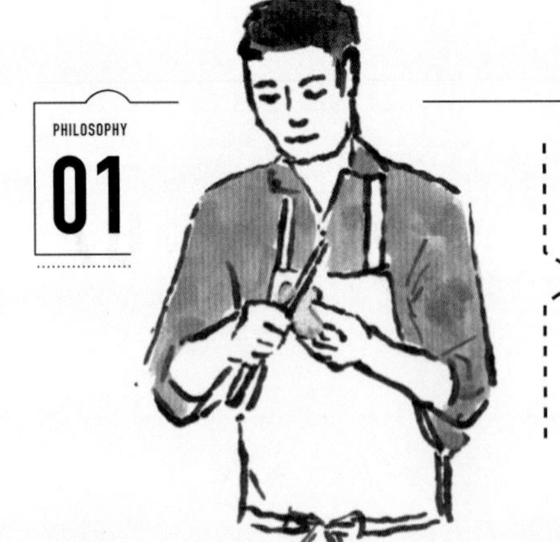

PHILOSOPHY 01

每天用心烹煮料理。

嚴選大自然孕育的新鮮健康食材，烹煮成愛心料理。即便是一個人生活也不要嫌麻煩，請好好做出身心都滿足的美味料理吧。

PHILOSOPHY 02

種植香草植物或蔬菜，向大地道聲感恩。

自己動手栽種香草植物或蔬菜吧。只要體會到栽培、收穫的喜悅，自然能湧現出對生命的感恩。

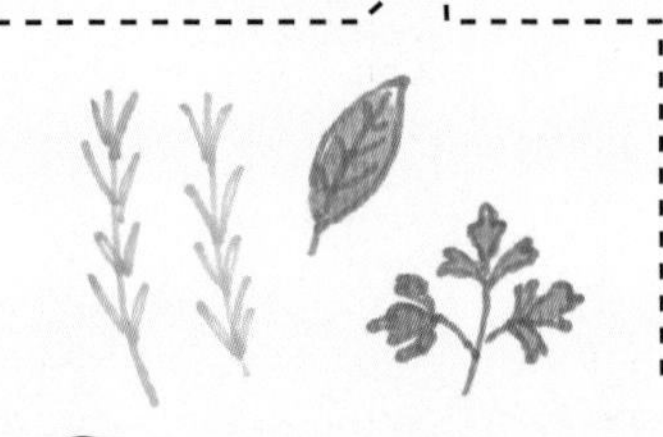

PHILOSOPHY 03

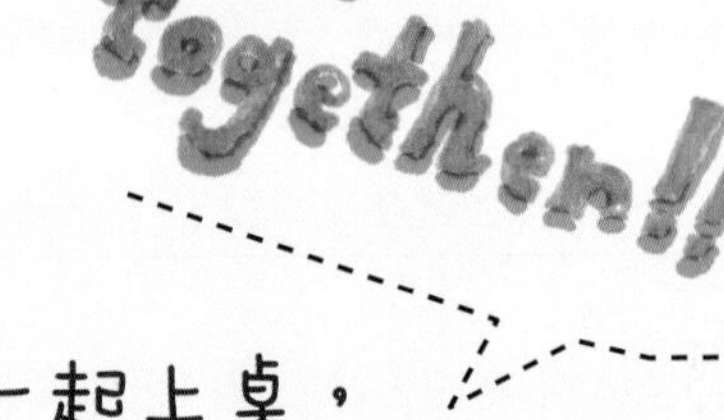

大家一起上桌，共享美食。

家人、朋友、鄰居、同事等，大家一起圍坐餐桌旁，自然能愉快地交談、增進感情。

PHILOSOPHY 04

珍惜餐具及廚房用具。

碗盤、筷子、刀叉等餐具，以及菜刀、鍋子等廚房用具，都是人們的精心傑作、日常的小藝術品，也是一種文化表徵。

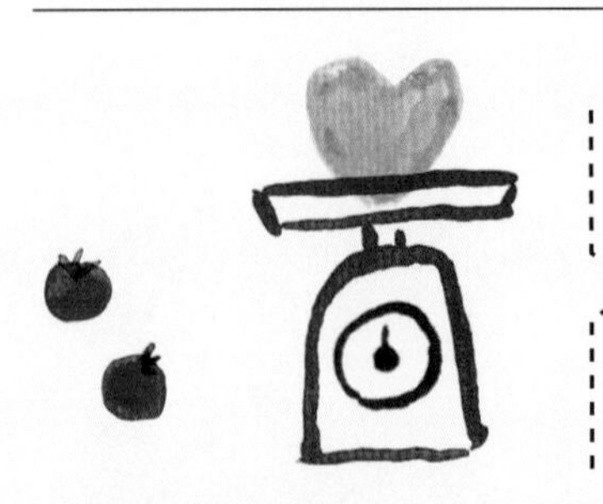

PHILOSOPHY 05

品味注入料理中的智慧與愛。

可以三分鐘上菜的料理、需花上一整天細熬慢燉的料理，皆有其來由與歷史，皆注入了烹製者對飲食者的關愛

PHILOSOPHY

06 學習食材、料理的歷史與文化。

醬油配味噌、奶油配起司、義大利麵、魚翅……世上各式各樣的食材中，無不蘊藏各國歷史文化與風土人情。多一分了解，便能品嘗多一分的滋味。

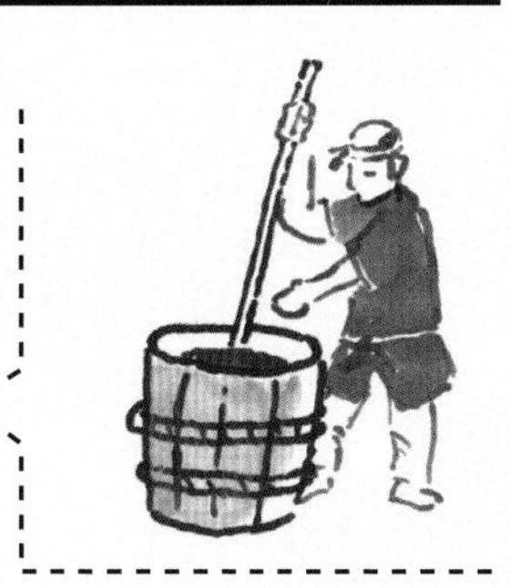

History & Culture

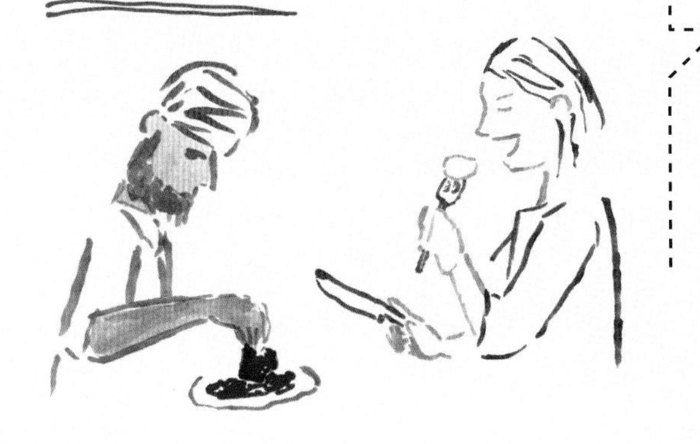

PHILOSOPHY

07 遵守餐桌禮儀，吃得優雅愉悅。

餐桌禮儀是一種文化，除了表達我們對食材與料理的謝意，也是為了與他人共度愉悅的時光。讓我們學習世界各國的飲食文化，並且加以實踐，一起向各國文化致敬吧。

PHILOSOPHY

08 面對今日世界的各種事實、現狀。

全世界的開發中國家，共有 8 億人正在承受饑餓之苦，其中 7 成是兒童。另一方面，日本每年進口 5500 萬噸的糧食，卻丟棄 1800 萬噸的食物，其中 1000 萬噸來自家庭。知道這項事實後，我們應該好好反省、改善，並從日常生活的小事情做起。

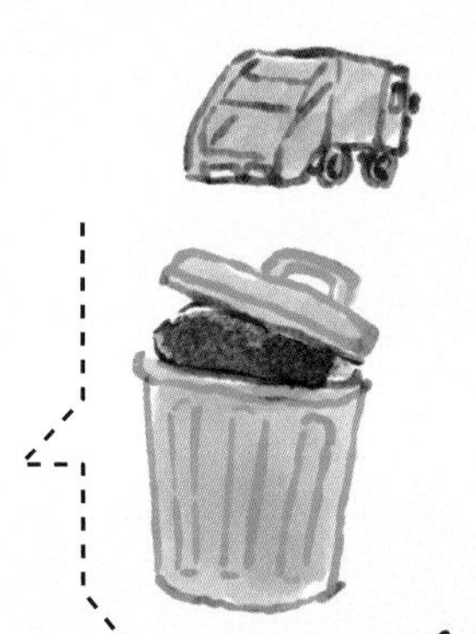

PHILOSOPHY

09 精選有益身心健康的食物。

Which do you choose? or

身體是日常飲食打造出來的。慎選食材，精心烹製，規律且均衡地攝取，便能過好身心健康的每一天。在食品、食材五花八門的今日，我們必須慎選真正有益身心健康的食物。

PHILOSOPHY

10 為了地球的永續發展，就從家庭餐桌的小小革命開始吧。

嚴選大地孕育的新鮮食材，做成美味料理，讓每一天的餐桌多姿多彩。這就是從家庭餐桌開始的「小小革命」。積沙成塔後，終將擴展到全社會，建構一個永續發展的世界。

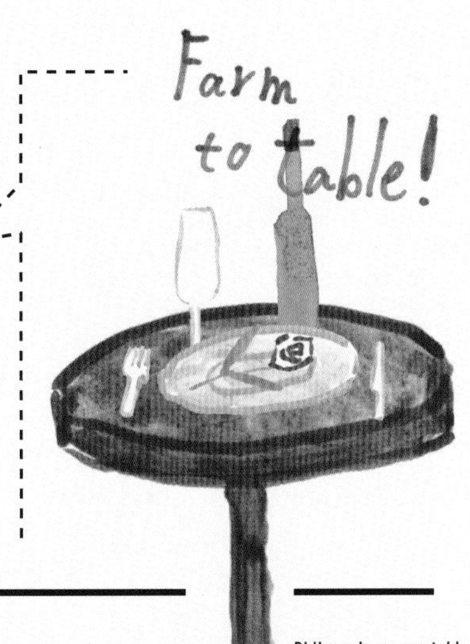

INDEX

FOOD *for* Athlete Kids

運動營養師的兒童健身餐
專為小選手設計的健身餐，
打造身強體健、頭好壯壯的未來

[監修] 大阪青山大學短期大學部
教授 **山田 裕司**
管理營養師

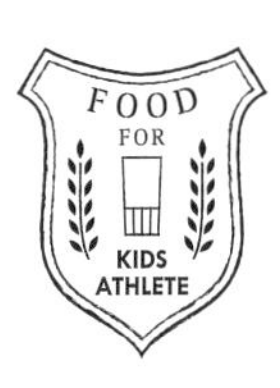

ATHLETE KIDS MEETS CHEF

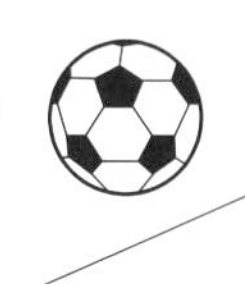

Story

這是一個風和日麗的星期天。

來自日本各地的「足球金童」，

齊聚奈良縣的香芝足球運動公園，

展開精彩的「腳上功夫」大賽。

當中，有一支勁旅從東京都太田區遠道而來，

他們是「FC HIGH-LOWS 東京」的 10 名少年足球員。

「這些小球員們第一次到外地比賽，

沒有啦啦隊，還要力克強敵。

我想為他們準備美味的便當，

幫他們增強體力！」

一早，浮田主廚便挽起袖子，

捏了好多好多飯糰，驅車奔向奈良。

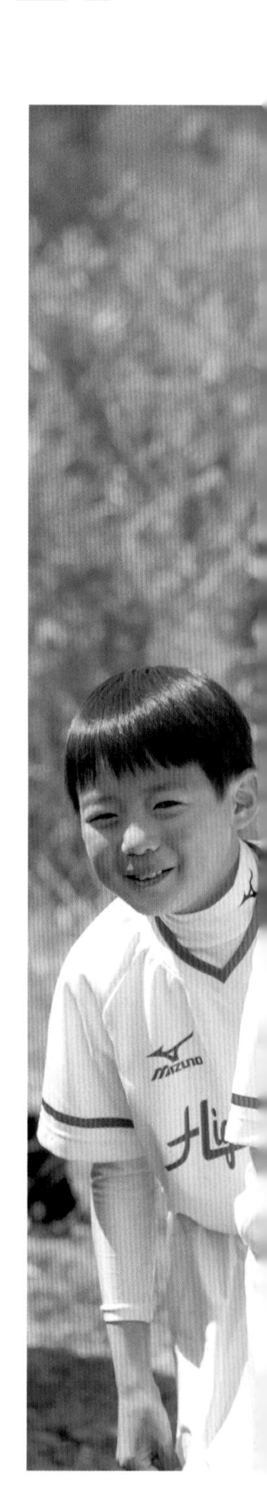

好吃的午餐，讓我們活力充沛！

〈10 名運動小子與浮田主廚的便當物語〉

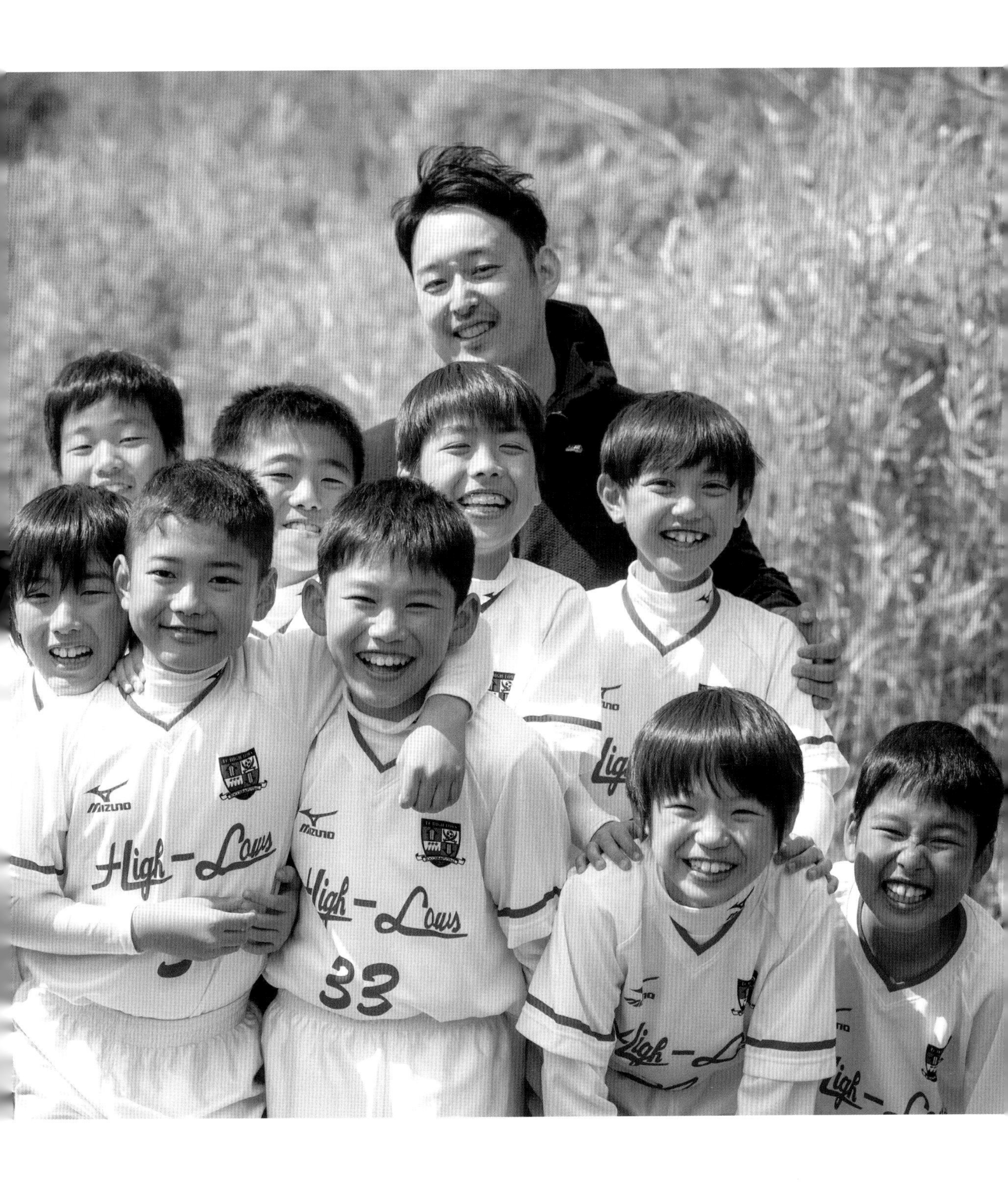

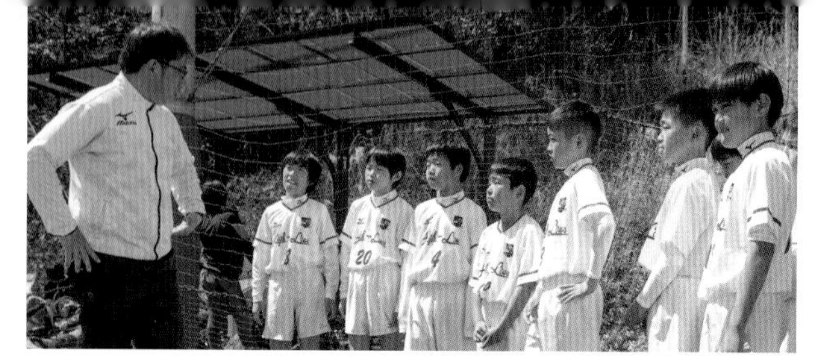

「今天絕對會贏！」教練為大家打氣。就是今天，
要將辛苦的練習成果秀給大家看。

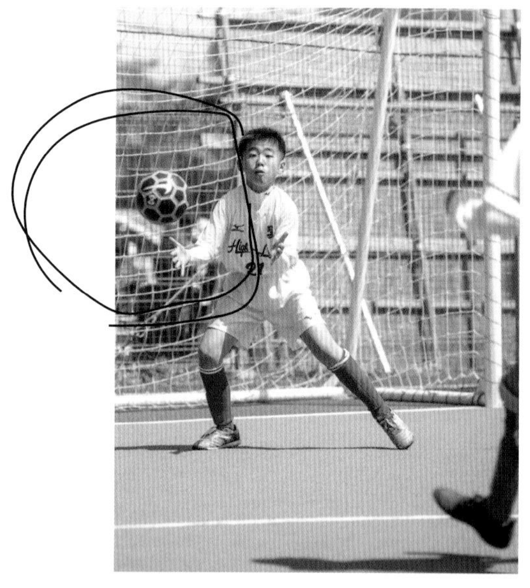

來了來了！一定要接住喔！

我要更快、更強！
今天一定踢一場漂亮的勝仗！

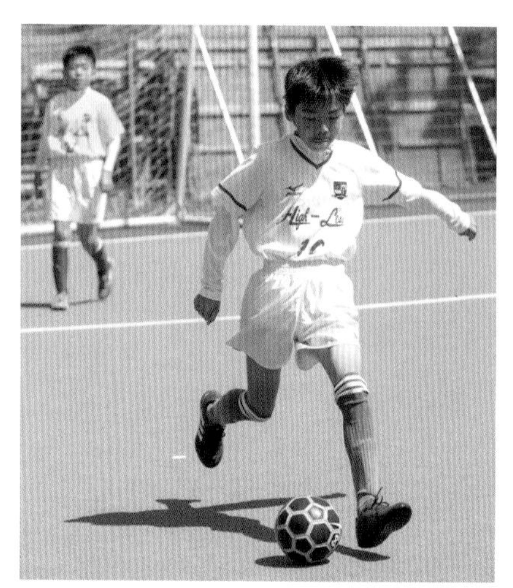

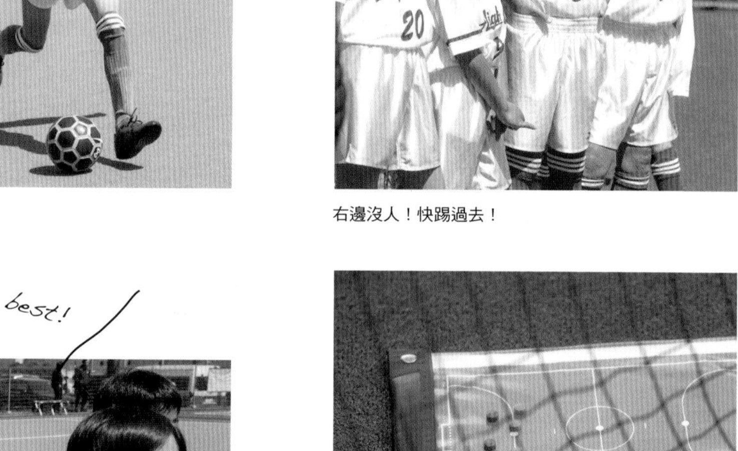

右邊沒人！快踢過去！

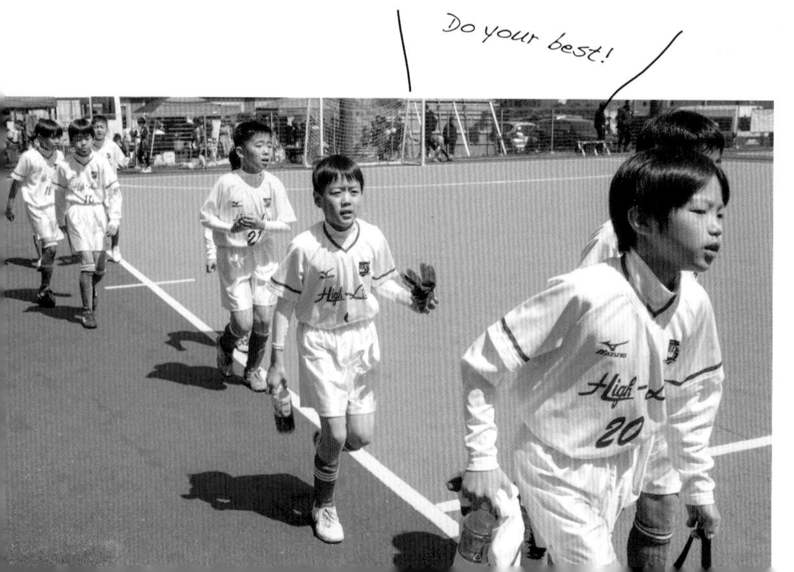

You can
make it!

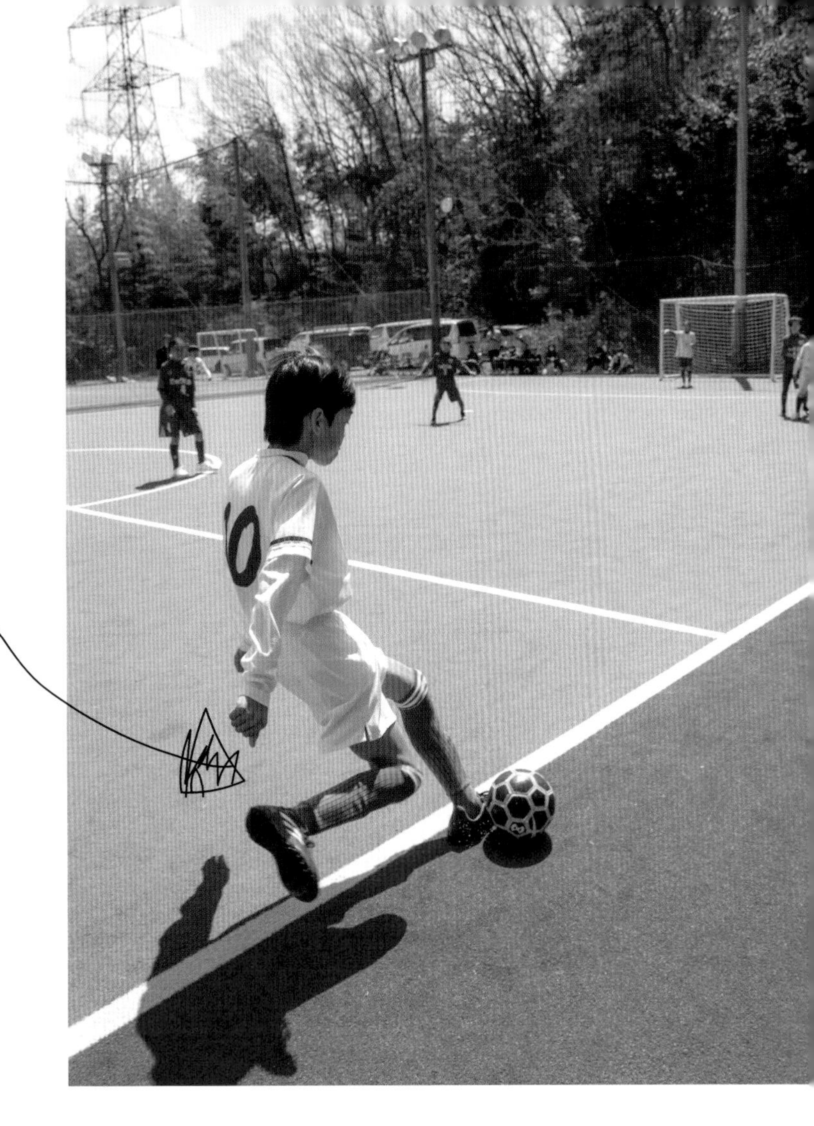

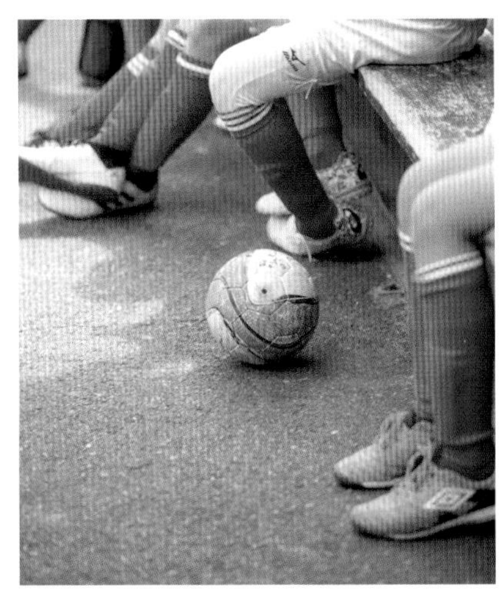

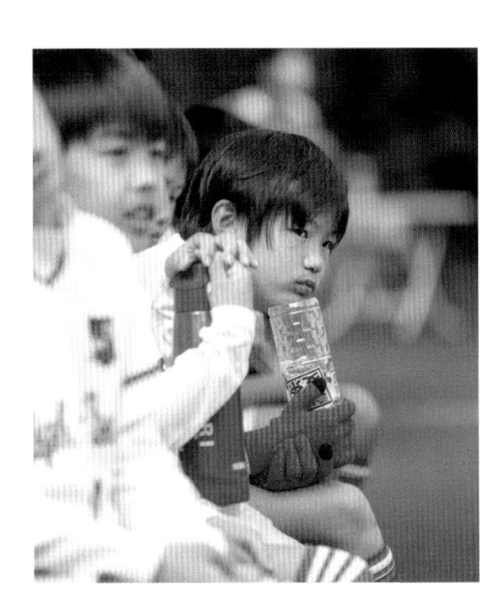

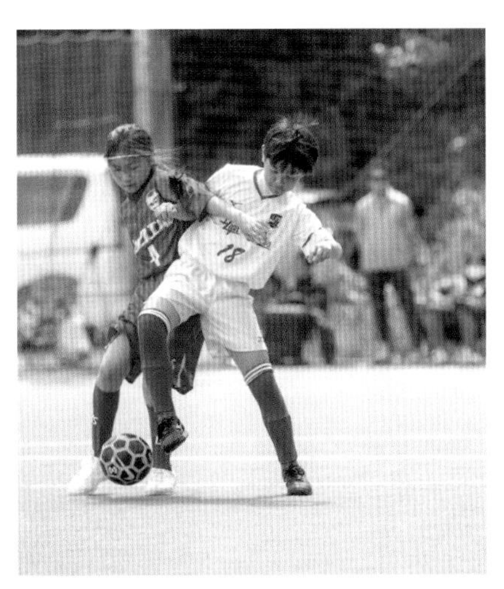

不論碰到多麼激烈的防守，絕對要守住球，
不能踢丟！

Go for it!

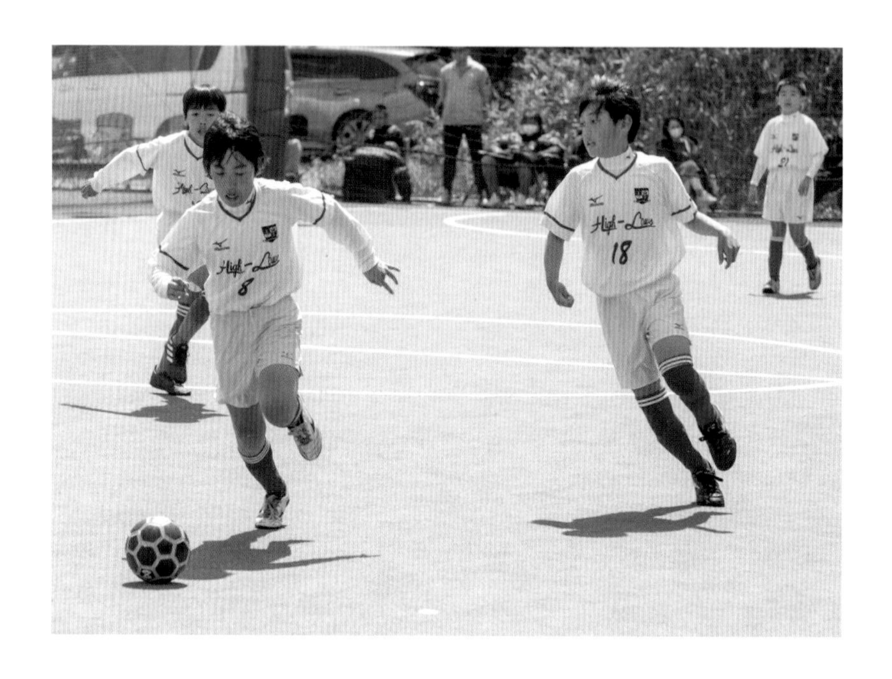

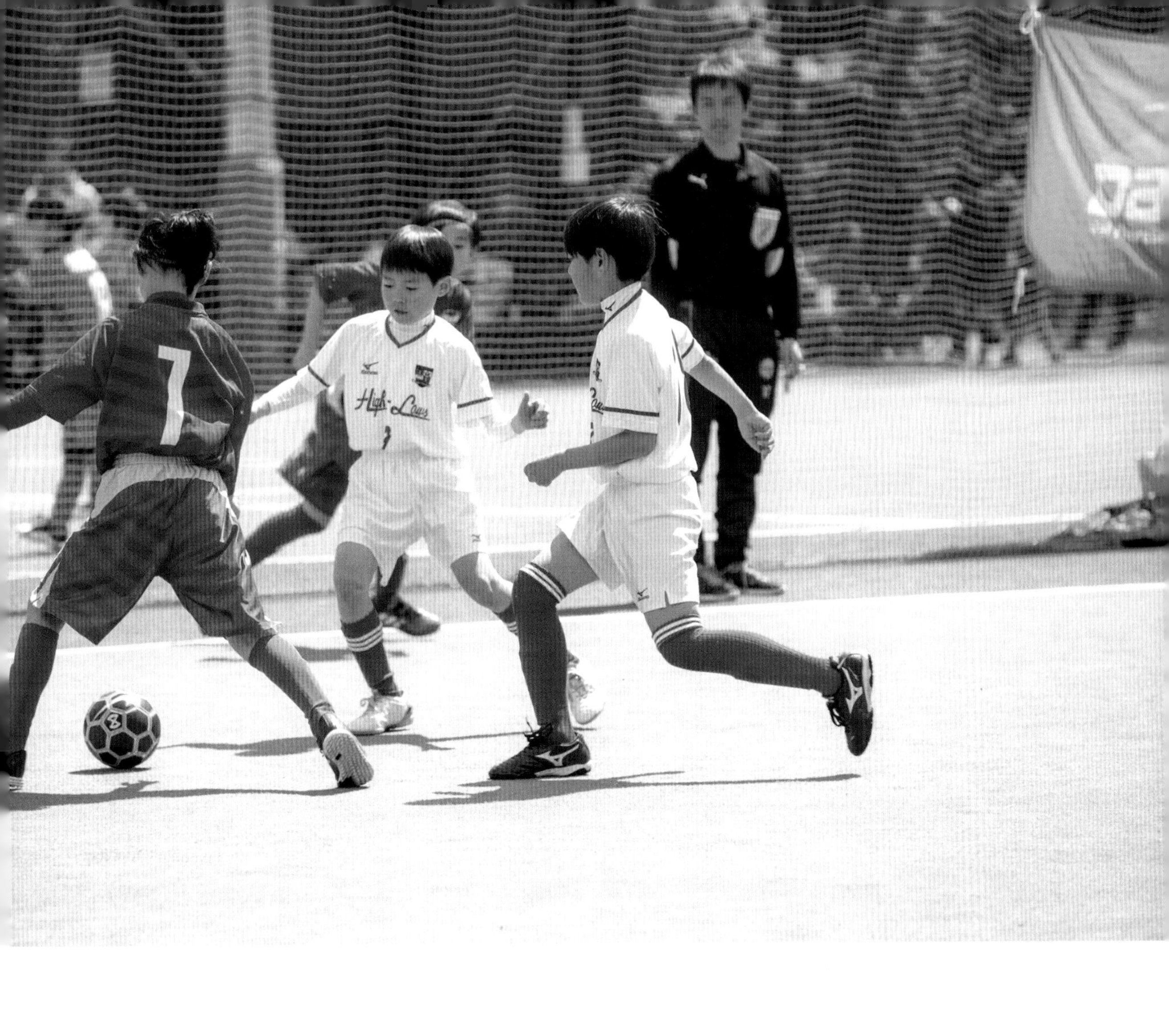

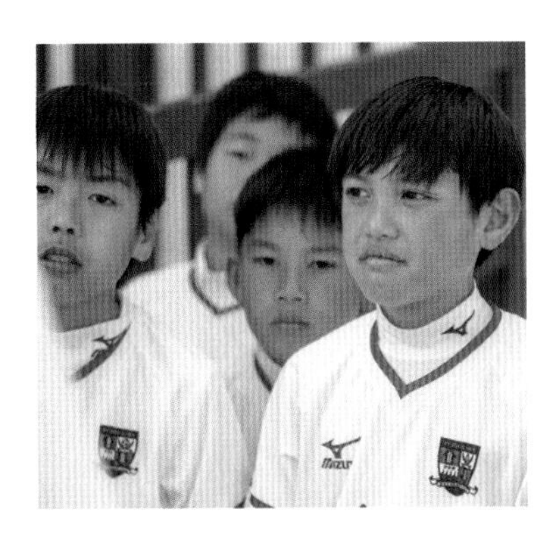

為什麼進不了球？
你們好好反省，下午的比賽再繼續加油喔！

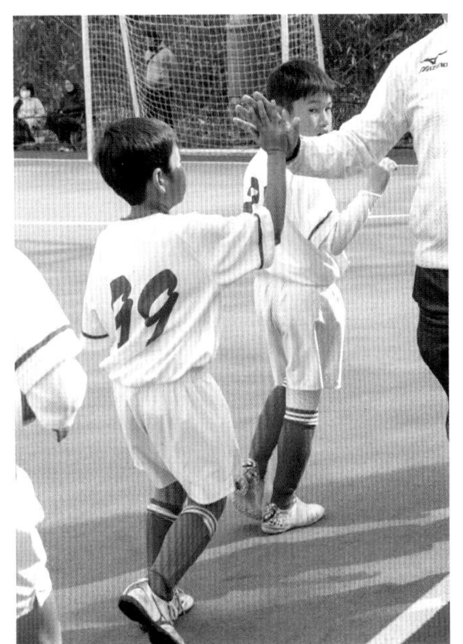

辛苦了，你很棒呢！

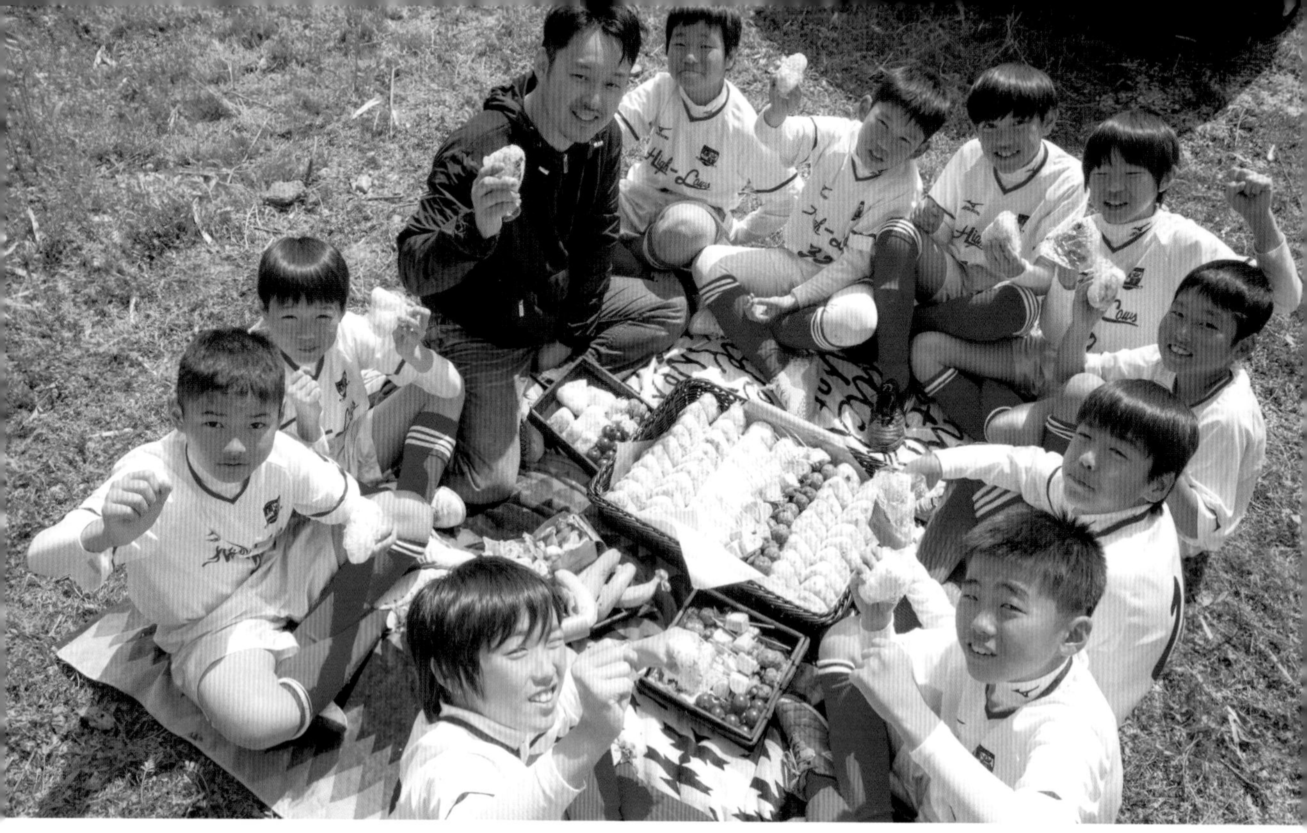

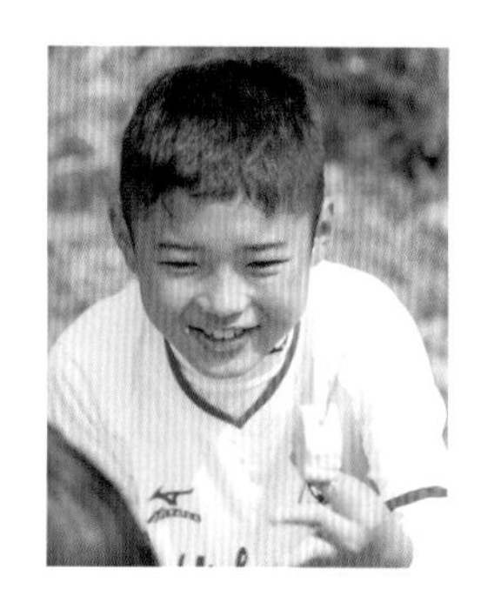

便當時間終於等到了！！
下午的比賽要再加油加油喔！

奔跑、衝刺、防守，等到回過神來，已經中午了。肚子早就餓得咕嚕咕嚕叫。等了好久的便當時間終於登場！好好吃吧，為下午的比賽補充體力！運動小子的午餐很重要，為了迎接下午的比賽，必須補充熱量來源的碳水化合物，以及可製造筋骨的蛋白質。當然，也不能忽略蔬菜的維生素。重點是，營養均衡。

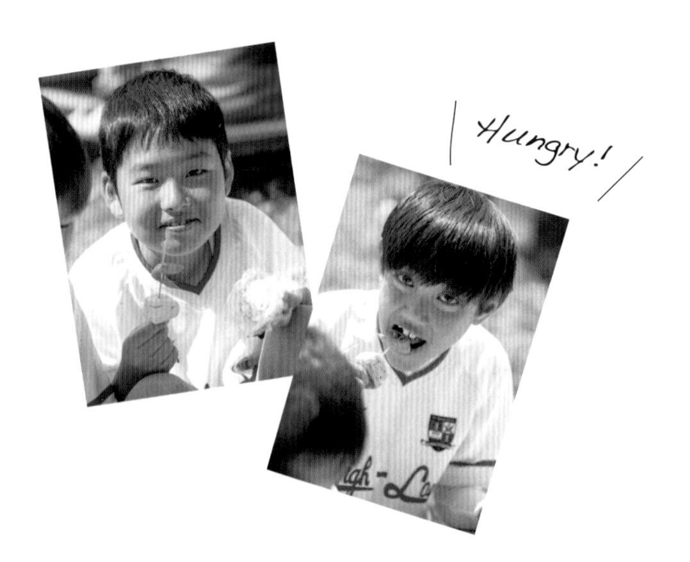

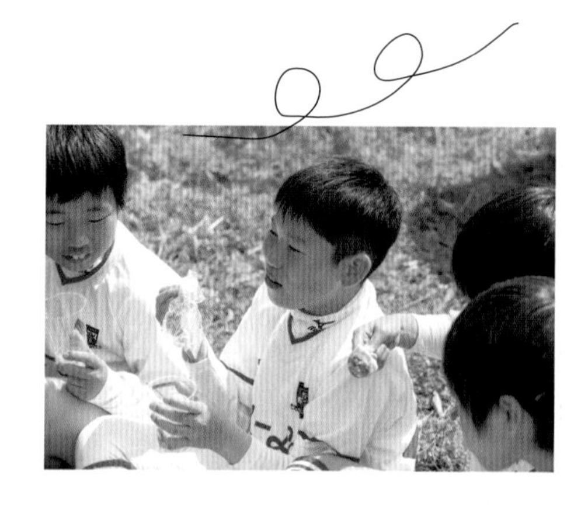

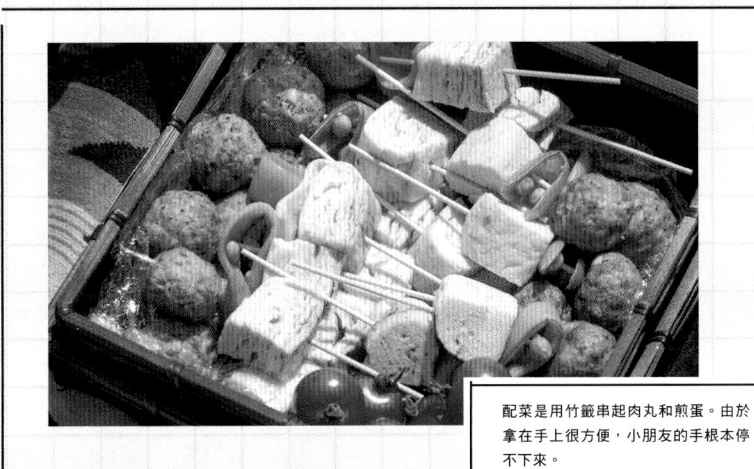

配菜是用竹籤串起肉丸和煎蛋。由於拿在手上很方便，小朋友的手根本停不下來。

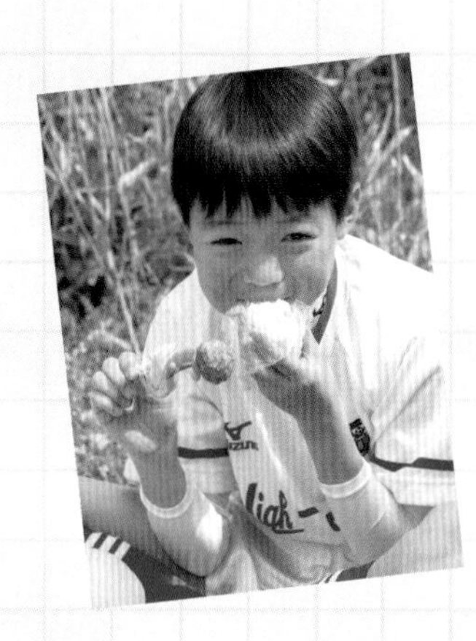

比賽當天的飯糰便當

做飯糰用的米飯食譜，
請參考 p66～69！

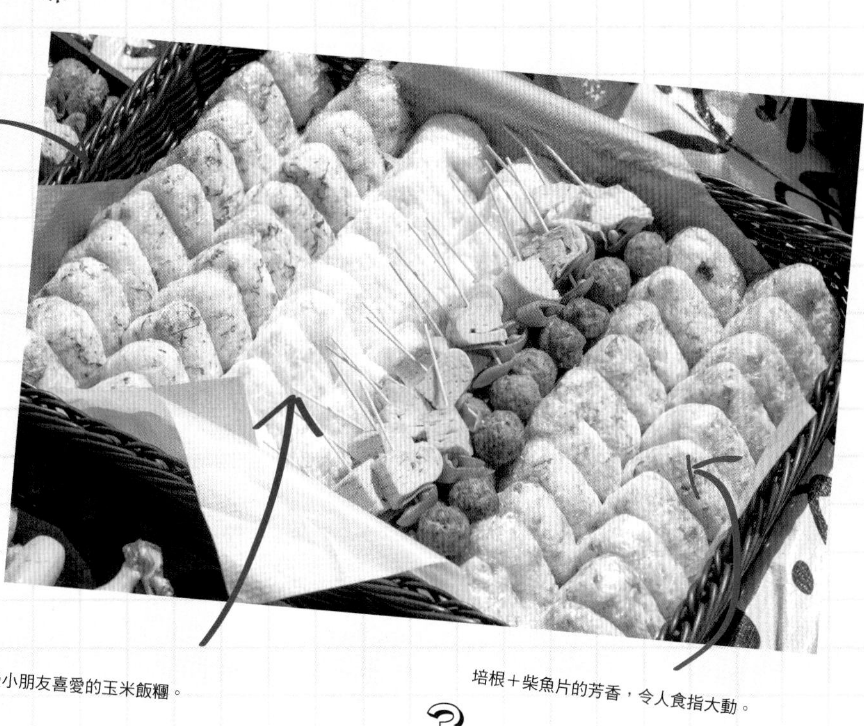

1. 酸梅含有胺基酸，有益恢復體力，因此搗碎後，連同紫蘇一起拌進飯糰裡。

2. 深受小朋友喜愛的玉米飯糰。

3. 培根＋柴魚片的芳香，令人食指大動。

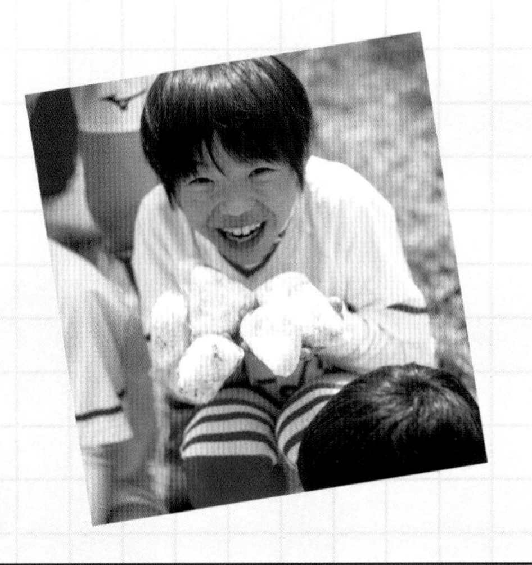

蔬菜也是特別做得容易入口，例如切成長條狀，或是捲成春捲；可以補充鈣質的香蕉更是最佳補給品。

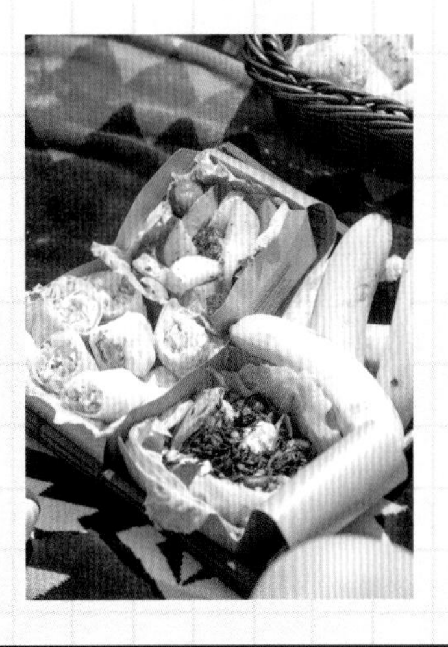

運動小子的基本飲食、生活型態

＋本書的應用方法

Q.

關於運動小子的基本飲食、生活型態，該注意哪些事情呢？

A1

首先，讓孩子攝取到足以供應發育及運動所需的能量。

正在發育的小朋友其實比大人更會消耗能量。他們的身體一天天長大，當然需要龐大的能量。再說，人人基本上都需要「維持生命的能量」＋「日常活動的能量」，而運動小子還要再加上「身體發育的能量」＋「運動所需的能量」，因此，相信各位已經明白，運動小子非攝取龐大的能量不可了。

然而，現在的小朋友普遍有「吃得少」、「對吃沒興趣」、「偏食」等傾向。如果因為吃得少或偏食而能量不足，不但沒力氣運動，也會影響發育。況且對運動小子來說，最重要的就是確實攝取發育及運動所需的能量，均衡飲食。許多爸爸媽媽會因為罹患慢性病或在意體重而控制飲食，減少脂肪、糖分、熱量的攝取，但是，運動小子的飲食可千萬不能如此，這點請特別注意。

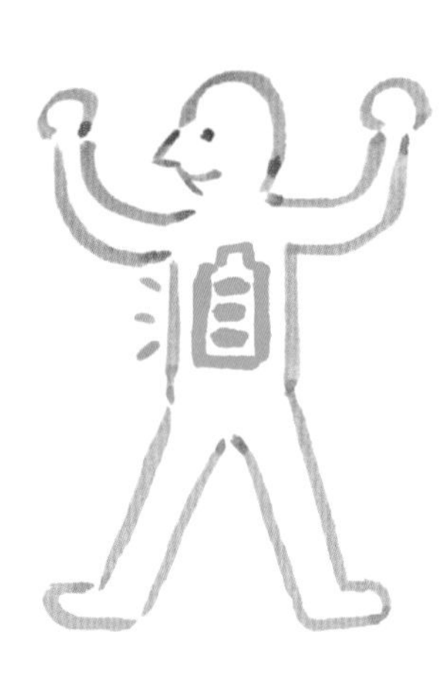

身體所需要的能量，
相當於手機的電池。

A2 「飲食」和「睡眠」都是基本訓練的一環。

正式投入運動的運動小子，每天除了上學外，還有相當緊湊的訓練課程。而應付這些課程的體力，以及提高上場表現的強韌體魄，都是我們每日飲食打造出來的。因此，小朋友及其全家人，都應把「飲食」當成訓練的一環，創造出小朋友可以吃得多、吃得愉快、吃得健康的環境。

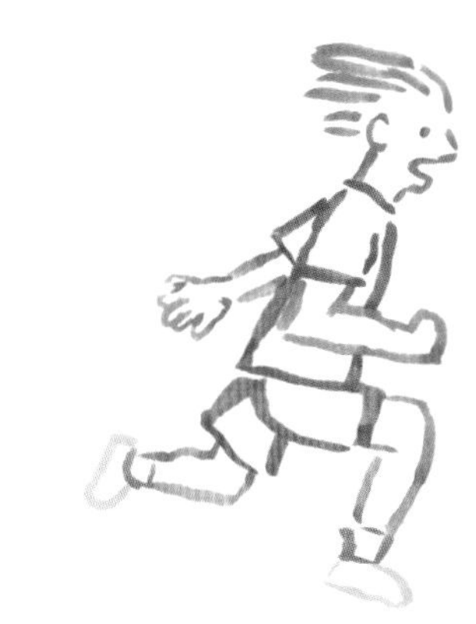

此外，如何消除疲勞、恢復體力也是一大重點。要修復激烈運動造成的肌肉損傷、讓身體長大，就必須睡眠充足。有了飲食、睡眠這兩項健身基礎，才能學好高難度的運動技巧。爸爸媽媽平時就要重視「飲食」和「睡眠」，小朋友才會了解它們的重要性。

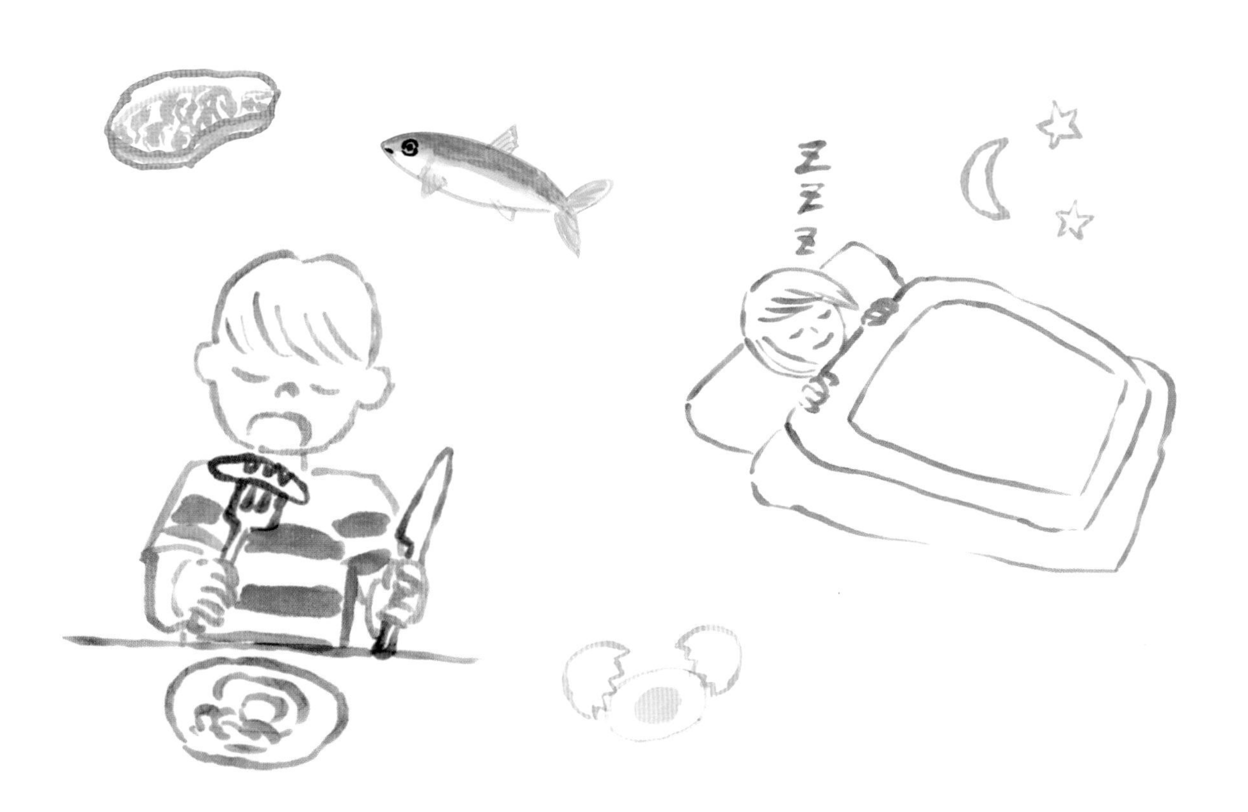

Q. 每日三餐該怎麼吃？

A1 均衡攝取五大營養素。

我們的身體是靠飲食打造出來的，而打造身體所必需的營養素，稱為「五大營養素」，最佳狀態便是從每日飲食當中，均衡攝取這五大營養素。成年人的話，有可能因攝取過多的醣類和脂肪而罹患慢性病，小朋友也一樣，因此，最重要的是攝取量與攝取均衡。特別是在成長發育時期，務必攝取足夠的質與量，才能提升競技能力。本書介紹的食譜均附上營養價值，敬請參考。

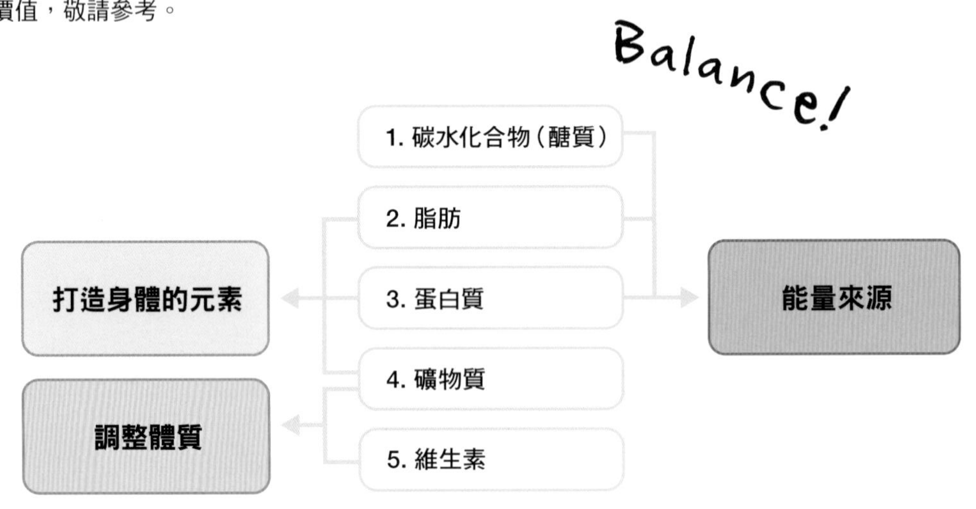

【營養小知識】

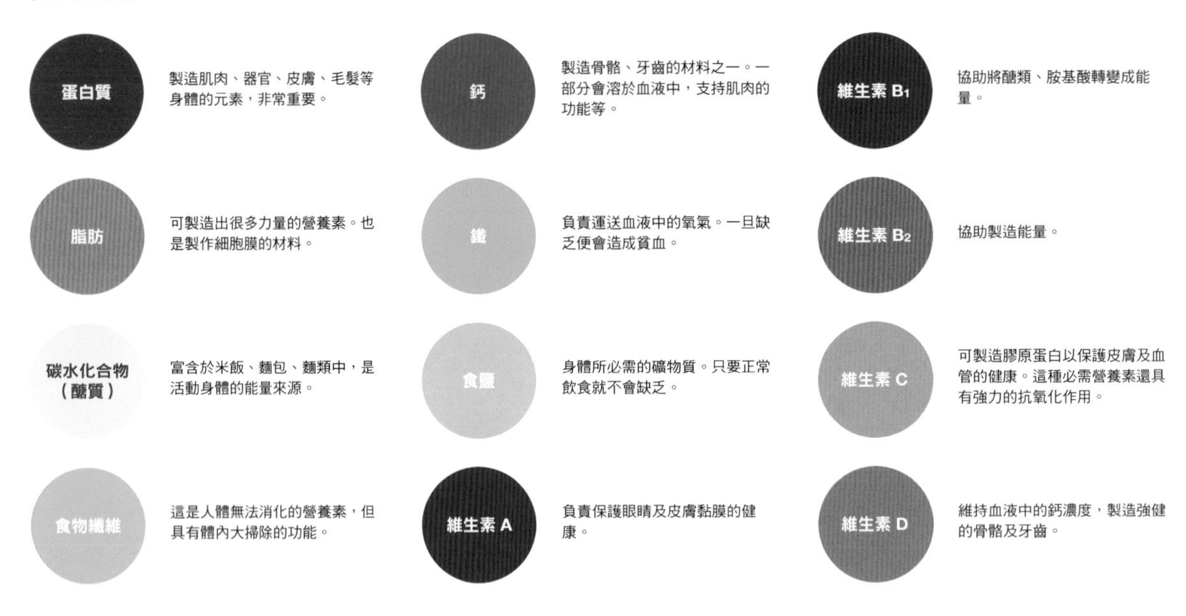

A2 盡量餐餐都吃主食、主菜、副菜、水果、乳製品。

要一一考量五大營養素再慎選食材烹製成料理，對一般家庭來說有點困難。因此，希望大家靈活運用，並非主食（米飯、麵類）、主菜（以肉類、魚類為主的料理）、副菜（以蔬菜類為主的拌菜、菜湯等）、點心（水果、乳製品）缺一不可，而是盡量攝取。

本書食譜分成「作為主菜的主要菜餚」、「作為副菜的蔬菜、湯品、小菜」、「作為主食的麵類、米飯」、「作為乳製品、水果的點心」等四大類，方便各位設計菜單時加以參考。此外，下面還列出一張各年齡層小朋友所需熱量，敬請搭配參考。

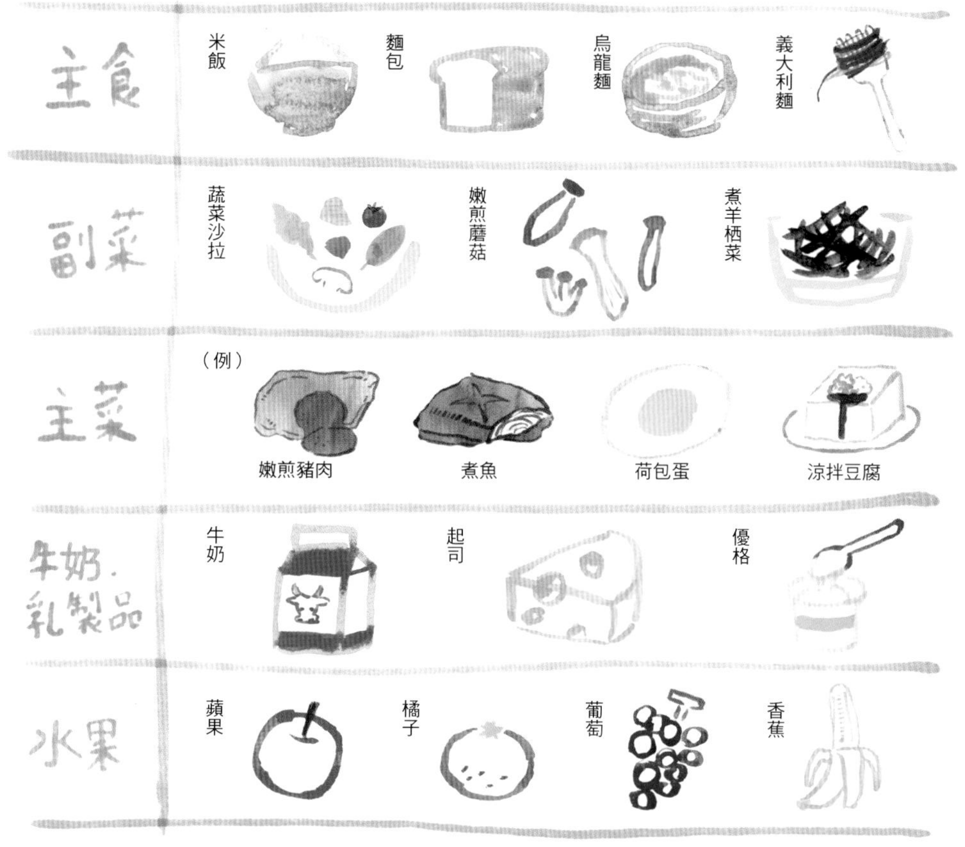

「主食」包含以米飯、麵包、麵類、義大利麵等為主要材料的料理。「副菜」包含以蔬菜、芋頭、豆類（不含大豆）、蘑菇、海藻等為主要材料的料理。「主菜」包含以肉、魚、蛋、大豆及大豆製品等為主要材料的料理。

各年齡層運動小子所必須攝取的熱量（kcal／日）

性別	男孩			女孩		
活動等級	I	II	III	I	II	III
6～7（歲）	1,350	1,550	1,750	1,250	1,450	1,650
8～9（歲）	1,600	1,850	2,100	1,500	1,700	1,900
10～11（歲）	1,950	2,250	2,500	1,850	2,100	2,350

※必須攝取的熱量，會依各小朋友的運動量、體格、發育狀況而異，因此表格中的數字僅是參考標準值。

活動等級——I：低、II：普通、III：高

Q. 什麼時機吃什麼食物，效果最好？

A1 在比賽或練習時間的 1 ～ 2 小時前，用醣類來補充體力。

碰上一大早的比賽，最好早起用餐來提升競技力。為了能夠生龍活虎地上場比賽或練習，應在1～2小時前用飯糰、香蕉、麵包等醣類來補充熱量。如果沒時間，就用果汁、營養補給果凍產品等易消化的醣類食物來補充。

A2 運動後 30 分鐘內，用醣類、蛋白質來消除疲勞，補充體力。

運動後20～30分鐘以內，用優格、果汁、牛奶等含醣類、蛋白質、維生素的食品和料理來消除疲勞、恢復體力。而蛋白質中，優格分離出來的透明清澈液體＝乳清蛋白，超級好吸收。

Q. 如何讓孩子喜歡吃？

A1 下點工夫讓孩子吃得開心。

再多麼高營養價值的料理，若不能下工夫讓人吃得津津有味，孩子是不會接受的。手做的溫馨、可口的美味、鮮艷的色彩、刺激食欲的擺盤等，多下一點小工夫便能讓孩子眼睛發亮。此外，將用餐時間設計成孩子最喜愛的猜謎時間也是一個好點子，例如出題讓孩子猜猜料理中的食材、該食材對人體的好處等。尤其，最近很多孩子都不認識各種食材和料理，令人憂心，請務必讓他們每日在餐桌上體驗各種味覺及驚喜。

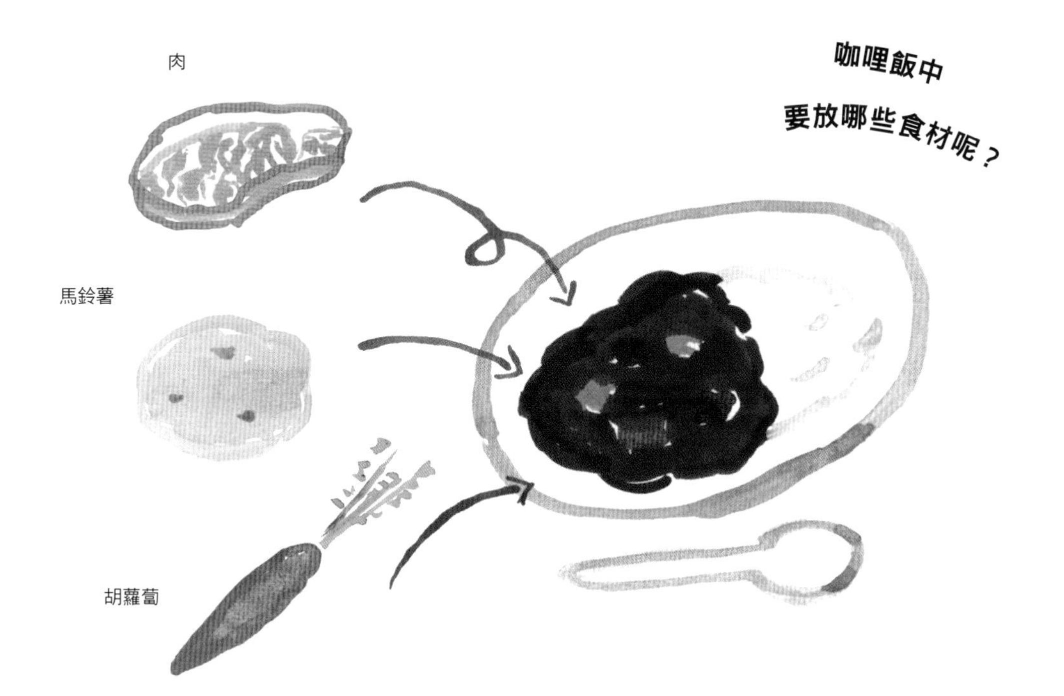

Family
Cooking!!

A2 親子一起動手做吧！

親自動手做……這件事可不只是單純的勞作而已，它能帶給孩子超乎事情本身的各種感動與發現。例如製作孩子最喜歡的咖哩飯、漢堡、小點心等，即便只是請他們幫忙削皮、揉捏、塑型，都能提高他們對食材與料理的了解與感動。希望本書能成為親子溝通的好工具，讓各位陪孩子邊看圖片邊挑選想吃的料理，然後一起動手做吧！

WE NEED PHILOSOPHY ON OUR TABLE.

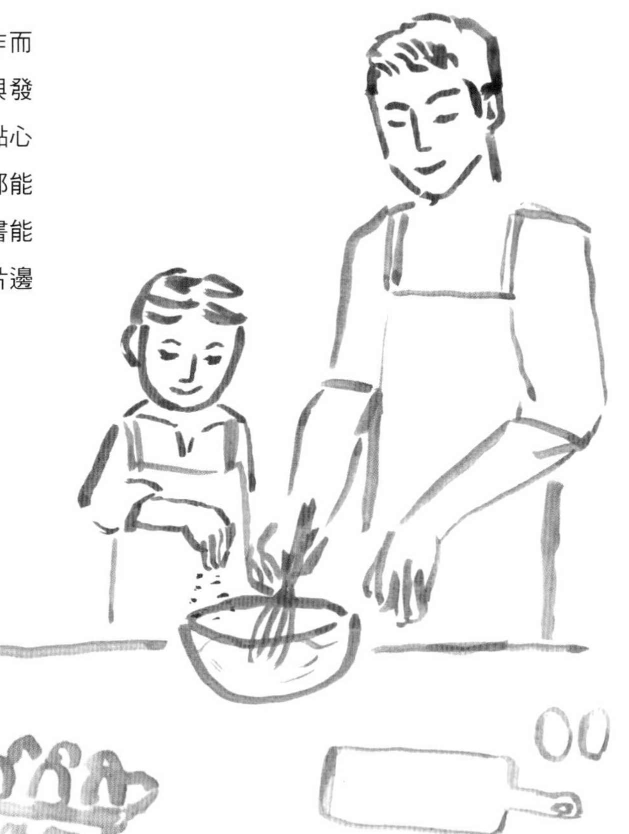

DADDY'S
SPECIAL
WEEKEND

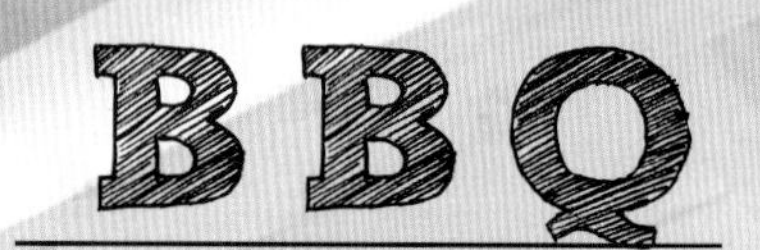

週末練習結束時……

來個 BBQ，讓爸爸大展身手吧！

週末是測試平日訓練成果的練習比賽日。之後，會有一場眾所期待、慰勞大家辛苦的 BBQ 派對。

從前一天的事前準備，到當天的升火、燒烤，全部由爸爸們負責，正是爸爸們大展身手的好時機！

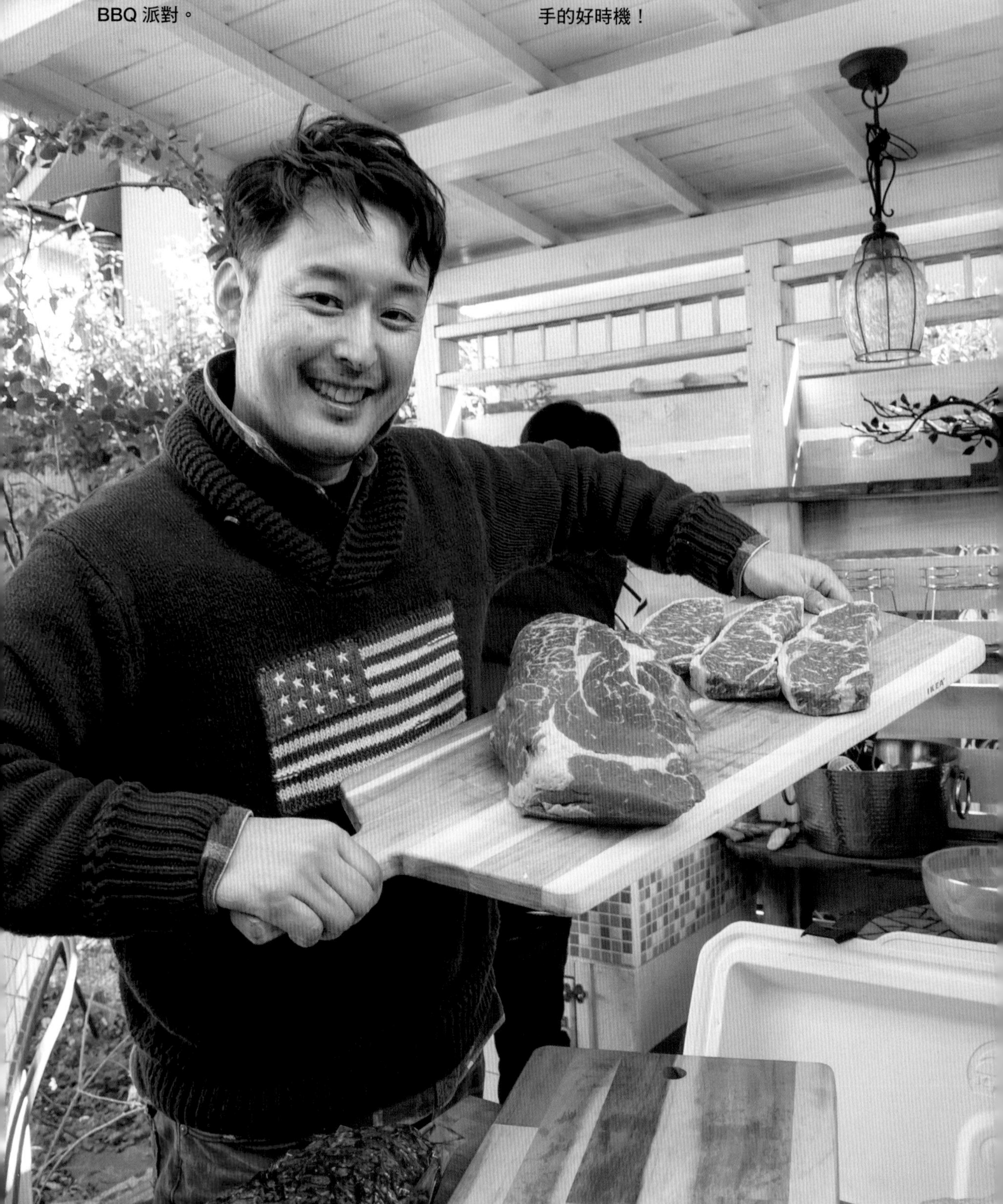

BBQ recipe

01 GRILLED BEEF 烤牛肉

到專營進口食材的超市購買牛排，然後簡單烤一下。烤之前可以塗上一層蒜油和香草油（P100），讓美味升級！

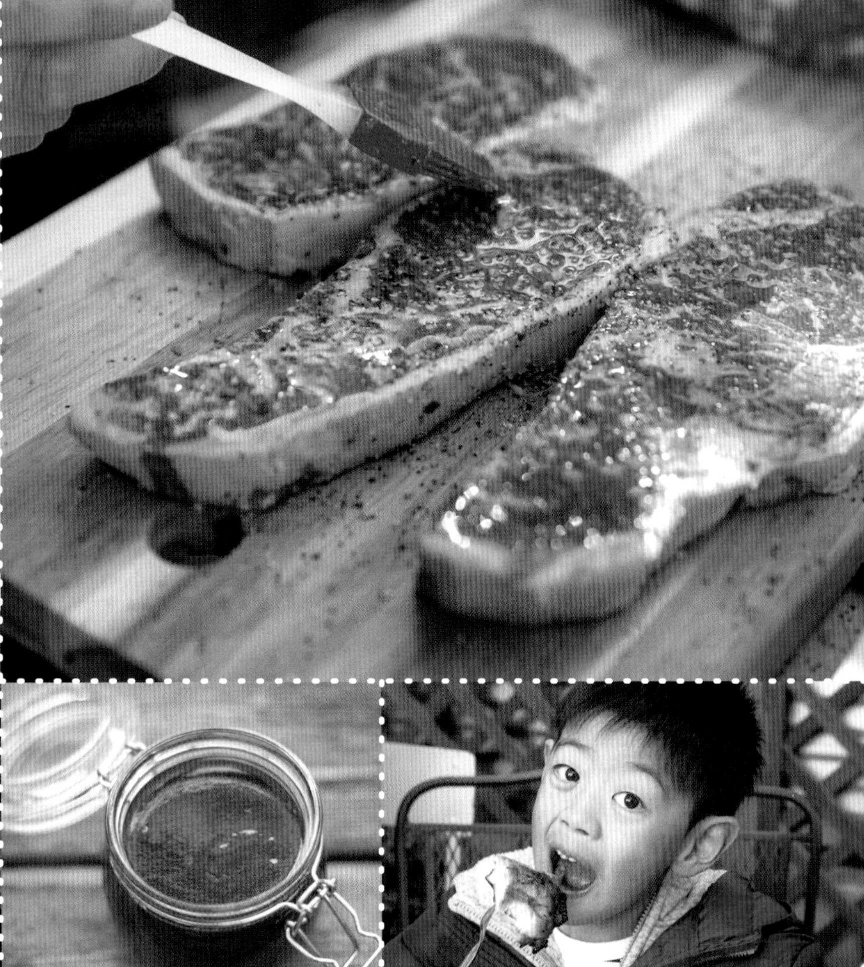

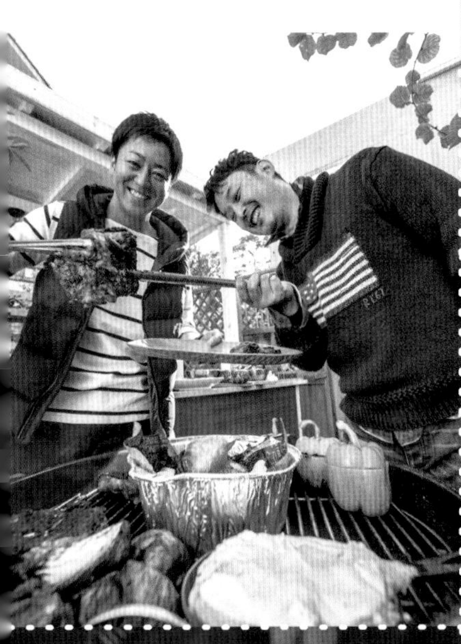

BBQ recipe

02 SPAIR LIBS 肋排

前一天先醃好肋排（P31／作法1～4），那麼現場只要塗上「德州烤肉醬」（P34）再烤即可。不但肉質鮮嫩，而且骨肉容易分離，好吃又方便。

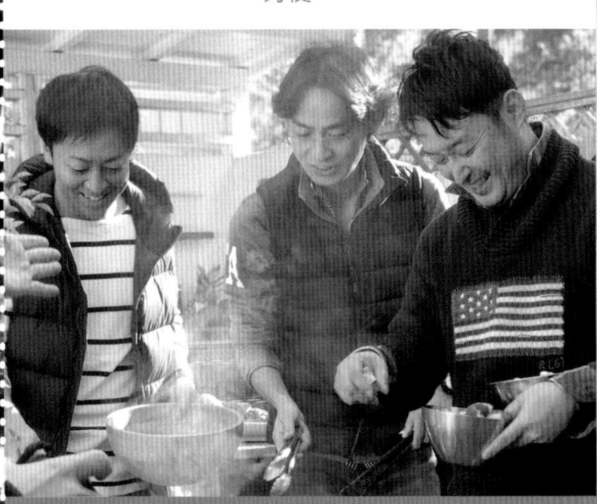

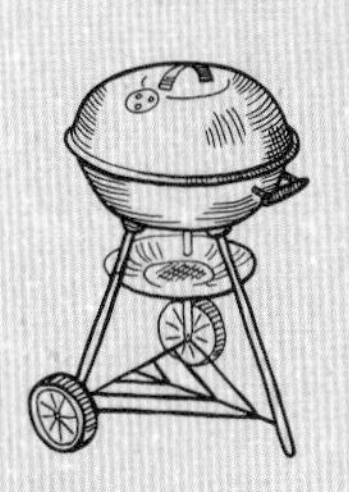

BBQ recipe

03

CHECKEN ROAST
烤雞塊

當天早上將雞胸肉和「Ucky's 萬用醬」（p101）一起放入保鮮夾鏈袋中醃漬即可。可以烤出金黃多汁的烤雞塊。

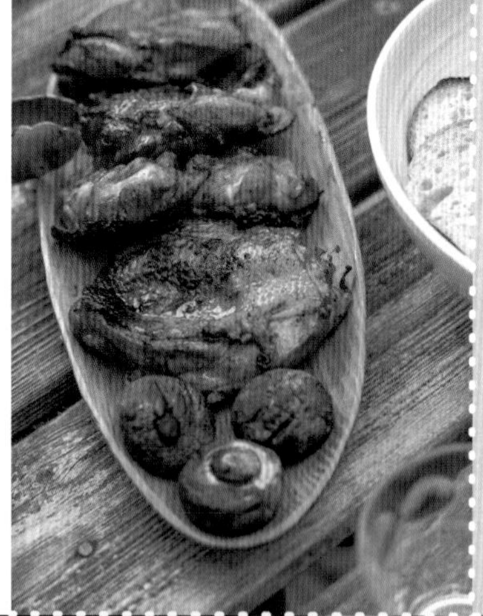

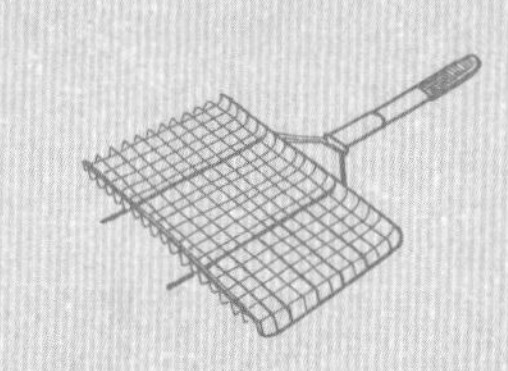

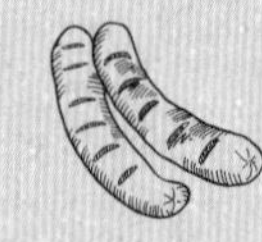

GET MORE
IDEAS ON YOUR BBQ!

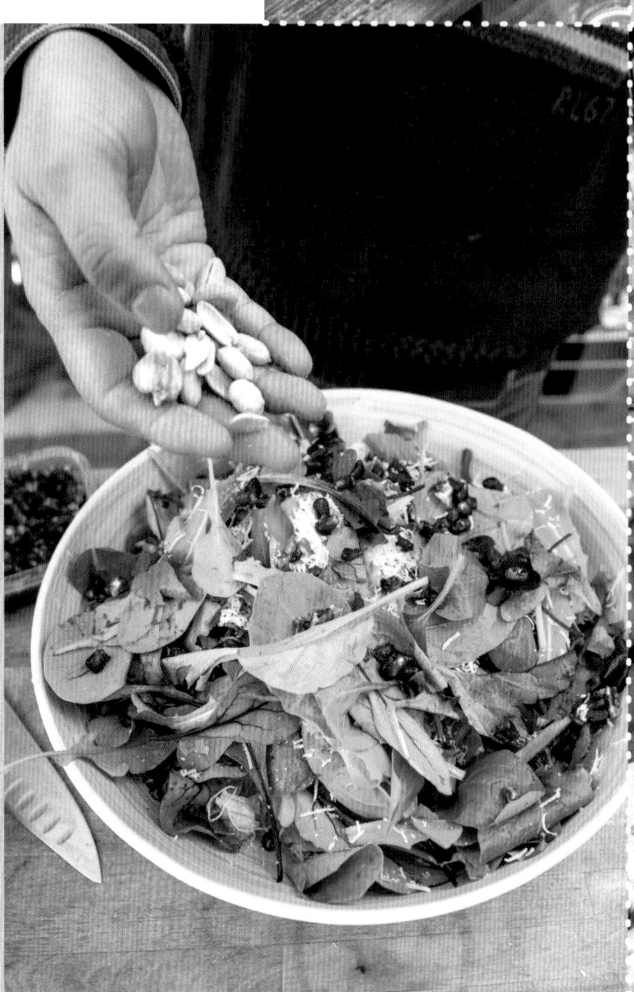

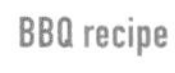

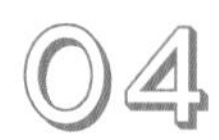

CAESARS SALAD
凱薩沙拉

富含鐵質的菠菜，加上煎得香酥脆的培根，再多撒一些帕馬森起司，然後搭配凱薩沙拉醬（p101）享用。

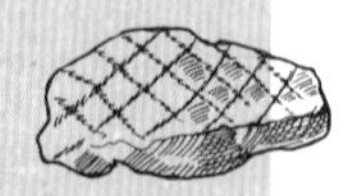

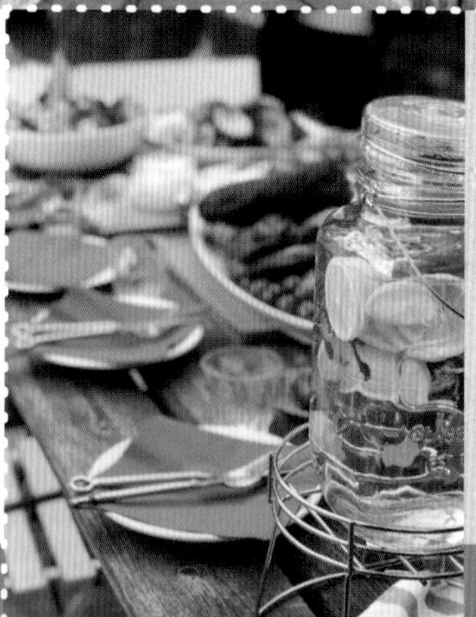

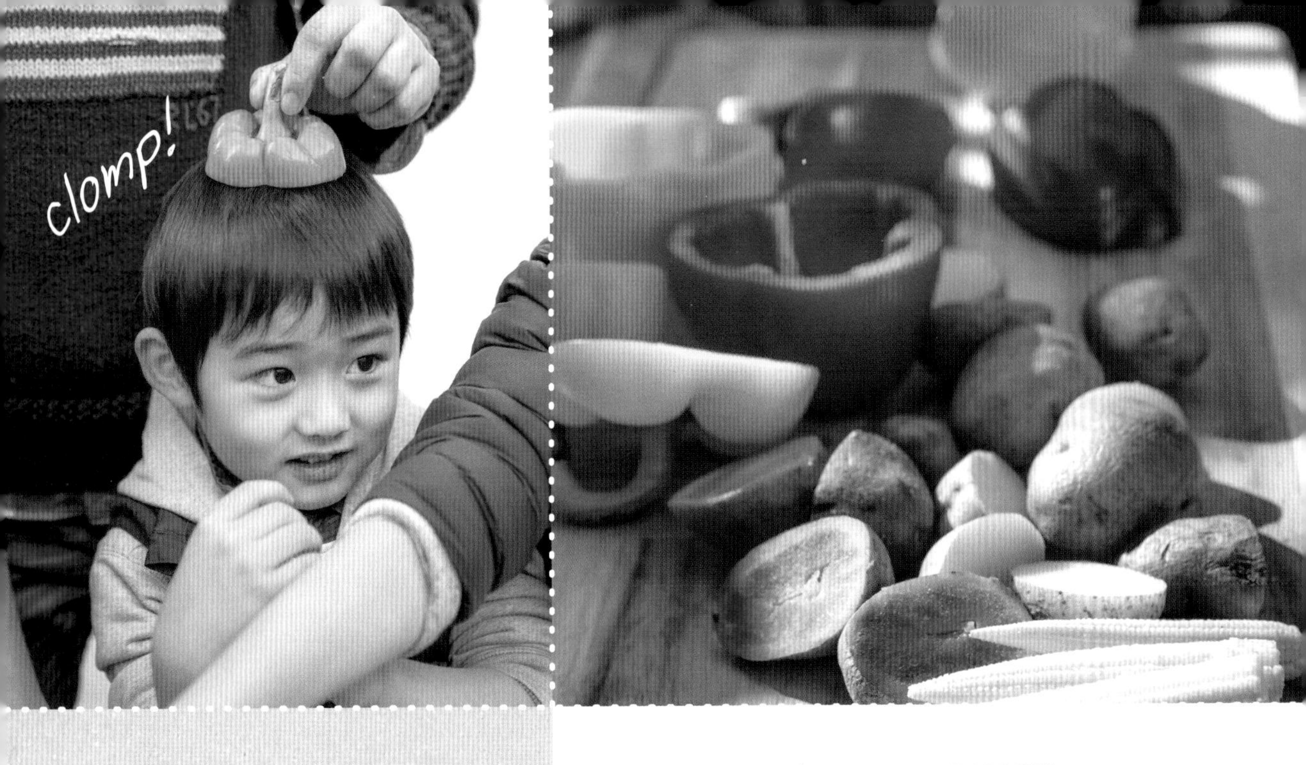

多一點創意，

BBQ 更有趣！

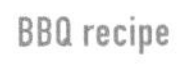

STUFFED PAPRIKA
甜椒釀肉

切開色彩鮮豔的甜椒，取出種籽，將豬肉醬（P32）塞進去。小火慢烤，甜椒的甜味就會滲入釀肉中。

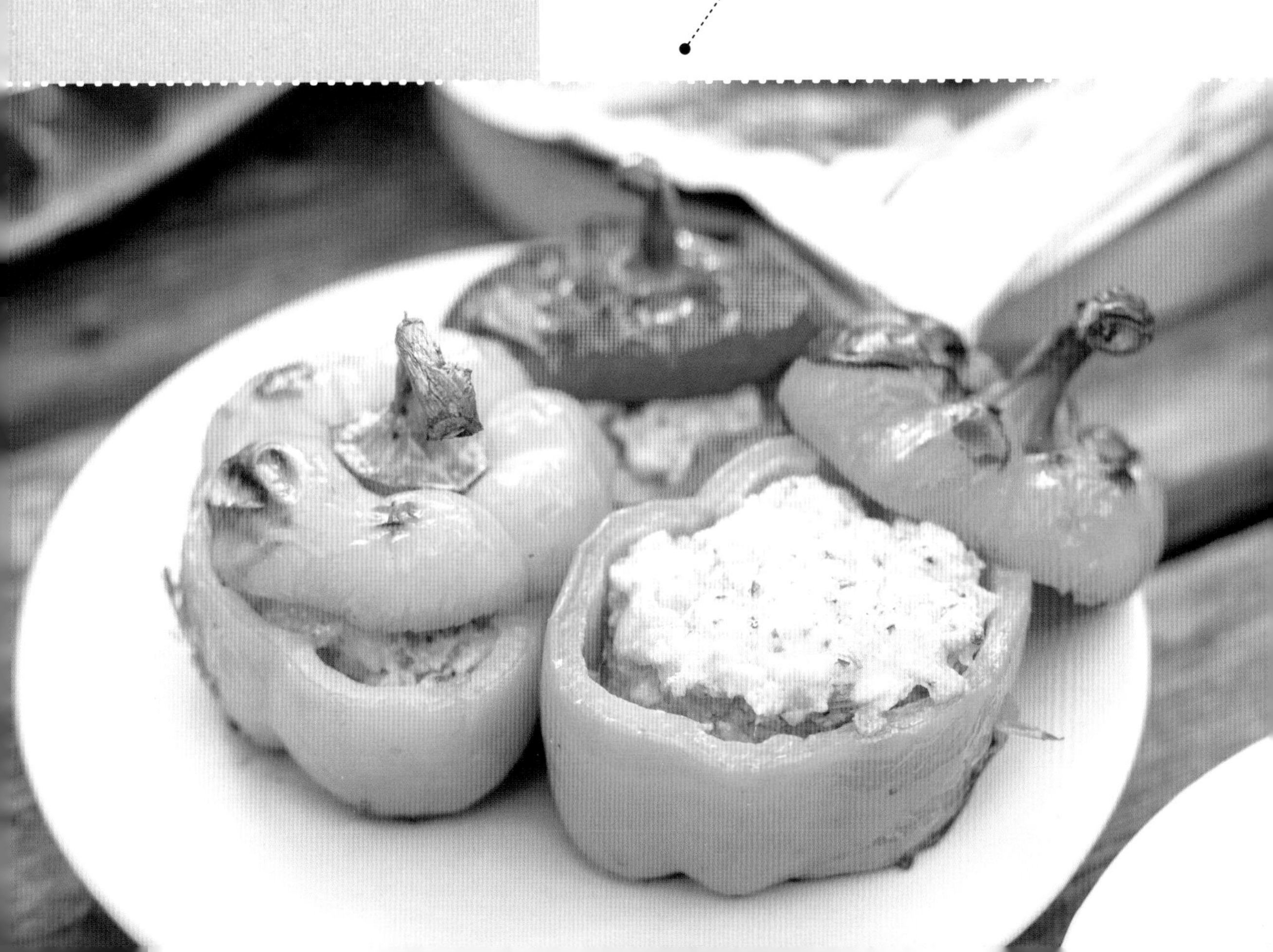

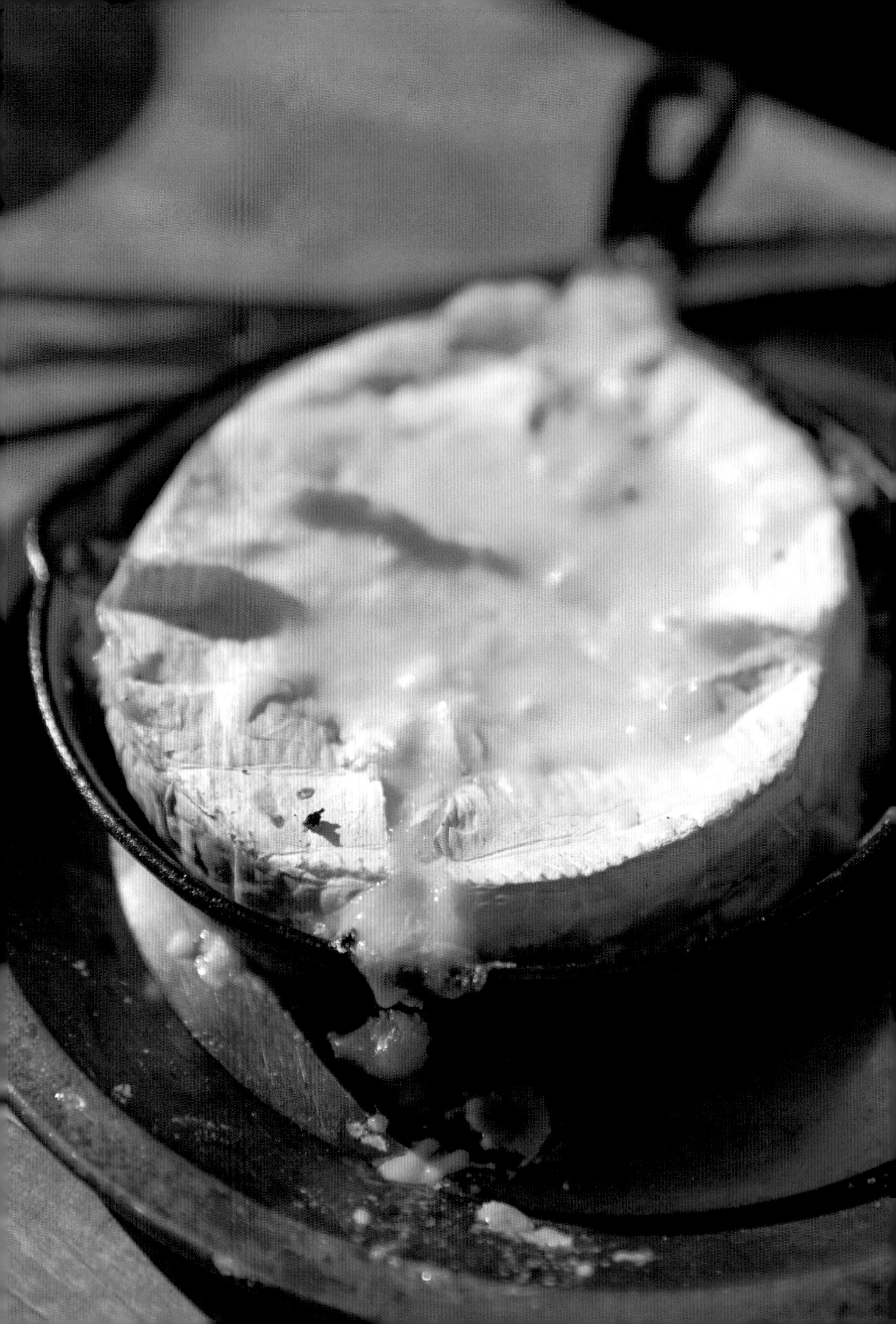

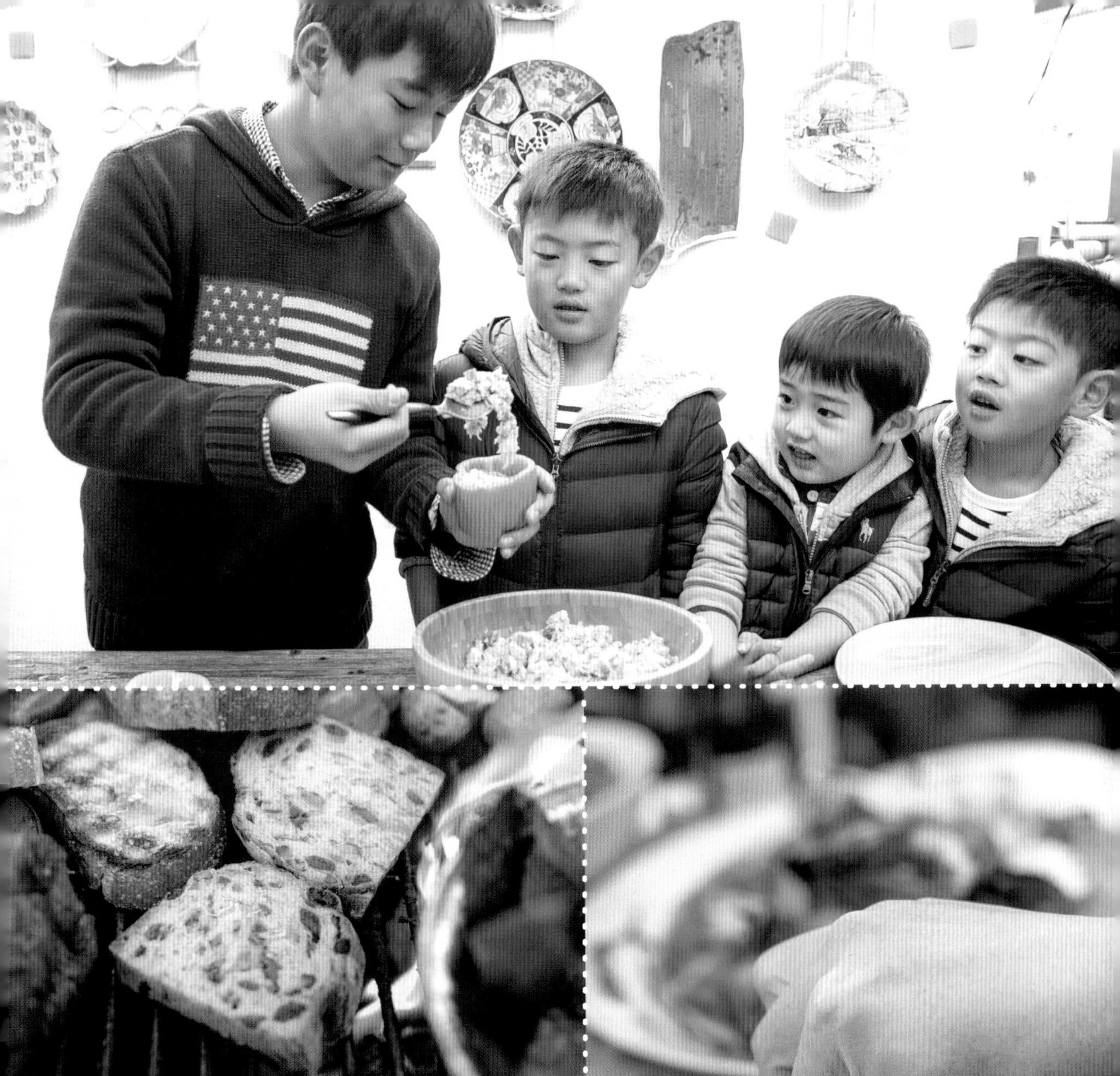

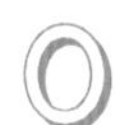

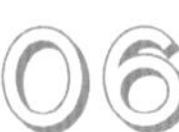

BBQ recipe

06

GRILLED CAMENBERT CHEESE
烤卡芒貝爾起司

到專營進口食材的超市購買價格並不貴的卡芒貝爾起司，然後整塊放入烤盤上燒烤。當起司膨脹成半球狀後，拿刀子劃開。用它代替沾醬，塗在烤好的法國長棍麵包或蔬菜捲上，小朋友超喜愛！

EATING TOGETHER IS MUCH MORE FUN!

美味因分享而倍增！

BBQ recipe 07

MIX SEAFOOD AHIJO
綜合海鮮西班牙蒜香料理

將冷凍的綜合海鮮、蘑菇等放入鋁箔紙烤盤中，淋上足量的蒜油（P100），再稍微用鹽巴、胡椒調味後，直接放在炭火上燒烤。待沸騰後，與烤好的法國長棍麵包一起享用！

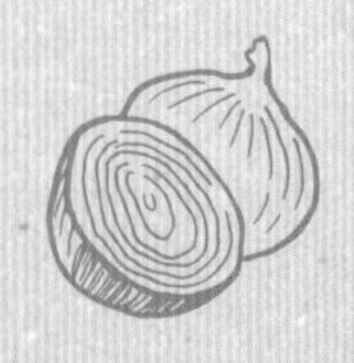

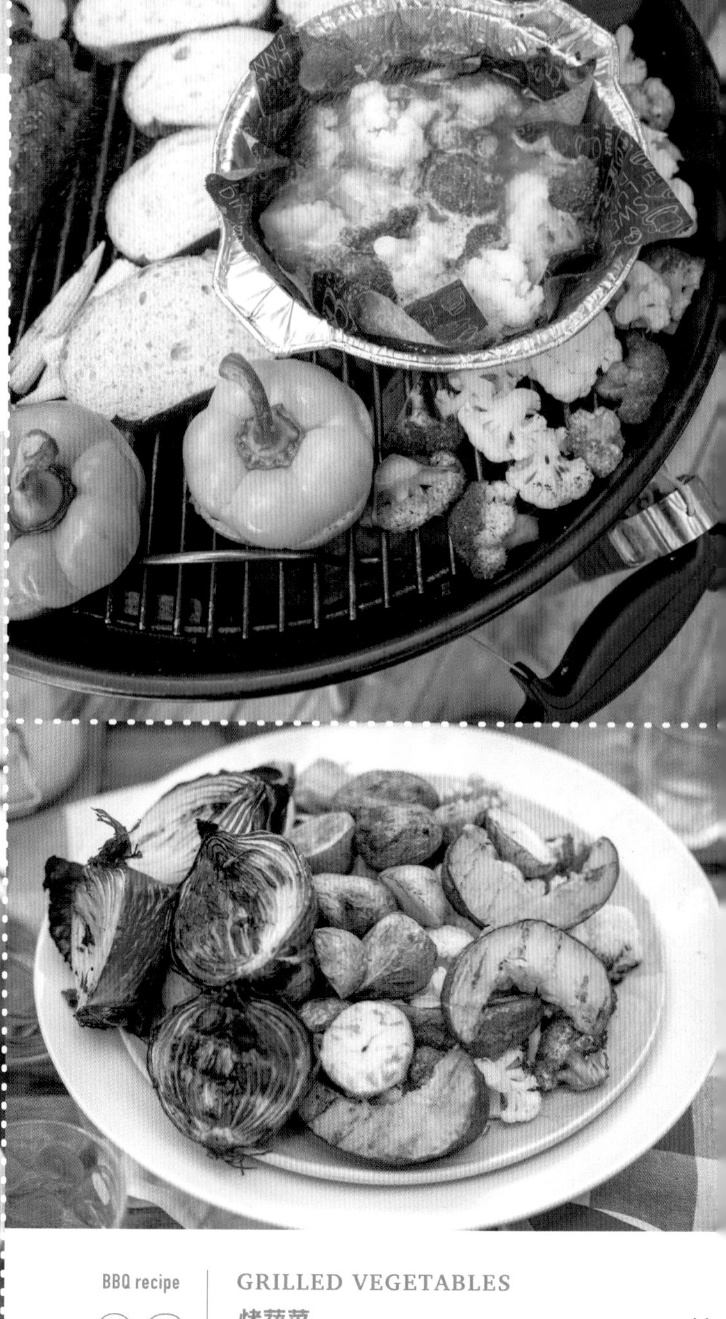

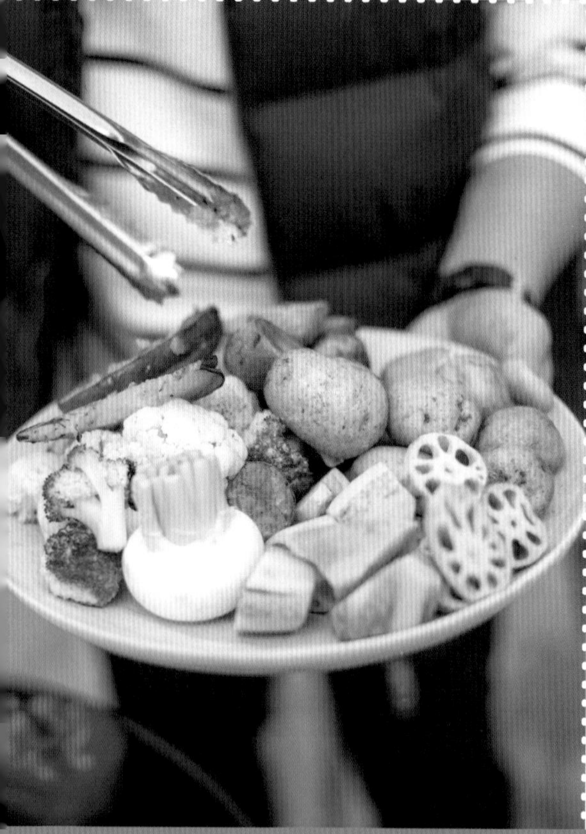

BBQ recipe 08

GRILLED VEGETABLES
烤蔬菜

將馬鈴薯、蓮藕、胡蘿蔔、大頭菜、洋蔥等根菜類，以及南瓜、蘆筍等，淋上橄欖油，再整個放在炭火上烤。洋蔥烤到表皮變黑後，裡面會變得非常香甜，而且口感黏糊，好吃極了！

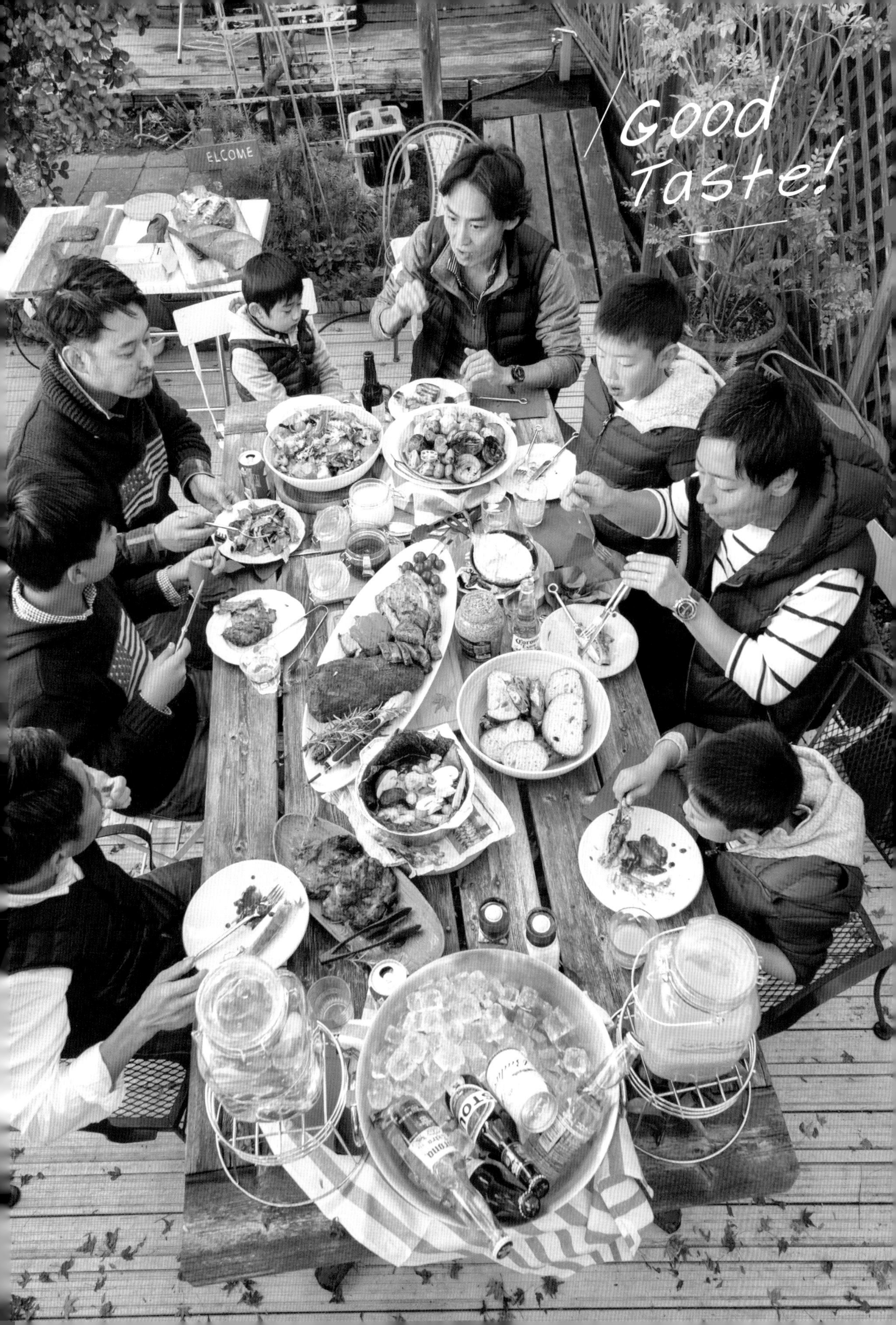
ELCOME
Good
Taste!

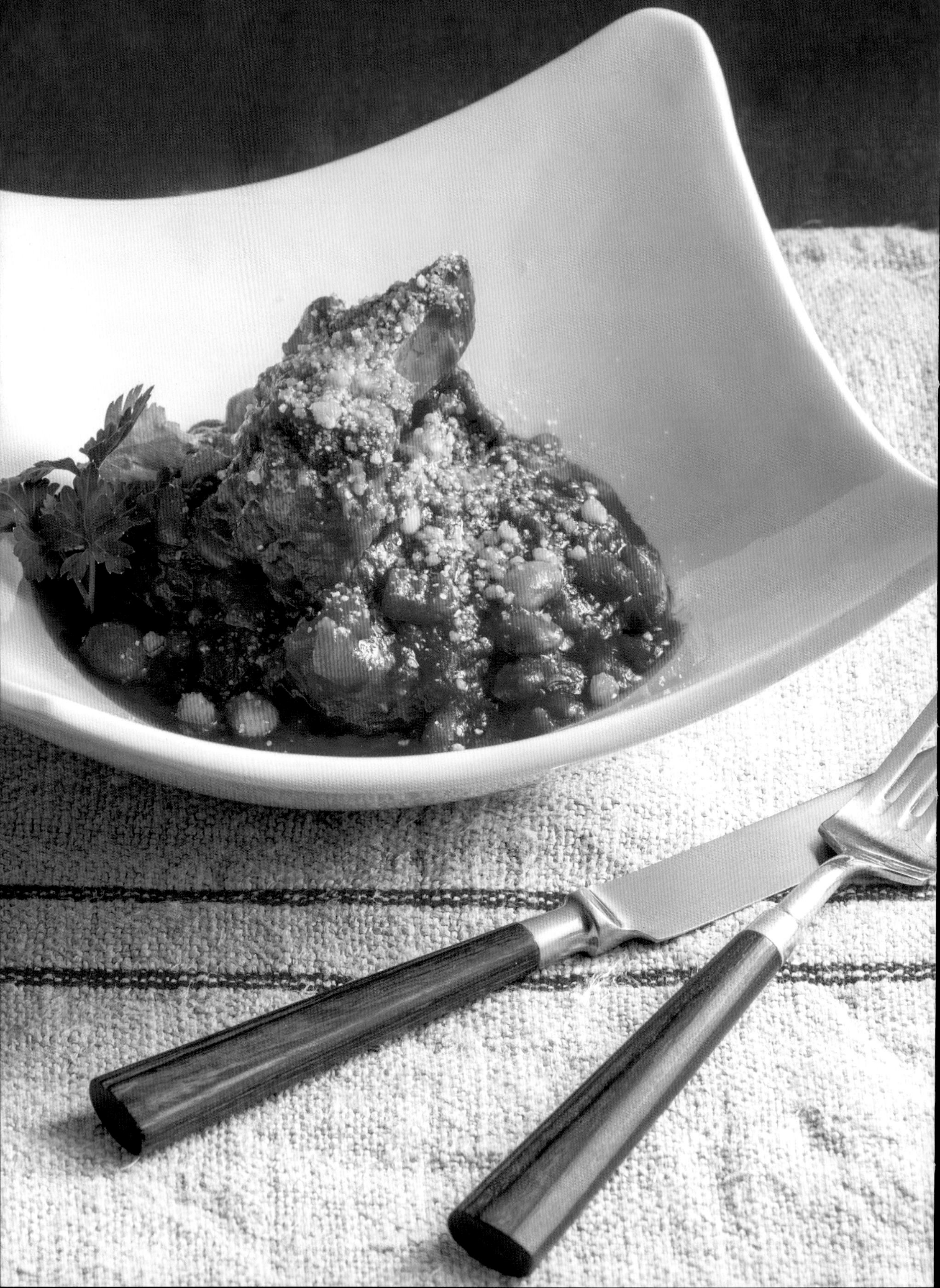

成年人一天所需的蛋白質約 60 ～ 80g，小學生也差不多，大約是 55 ～ 75g，就用調理成符合小朋友口味的大魚大肉來補充每天的蛋白質吧。

Pork Dishes | 01

SPARERIB TOMATO STEW

番茄肋排

用壓力鍋的話，肋排也能在短時間內燉得肉質軟嫩。燉好後再拌上番茄醬即可，超簡單。也可放入蛋白質、纖維質都很豐富的豆子，讓營養更均衡，更能補充體力。

材料（2 人份）

- 豬排骨 … 5 ～ 6 根
- 鹽、胡椒 … 適量
- 黑啤酒 … 1 罐（350ml）
- 芹菜（切成 2cm 小丁）… 50g 左右
- 胡蘿蔔（切成 2cm 小丁）… 1/2 根
- 洋蔥（切成 2cm 小丁）… 1/2 顆
- 油（橄欖油）… 適量
- 番茄罐頭 … 1 罐
- 白菜豆（水煮）… 50g
- 紅菜豆（水煮）… 50g
- 洋蔥（切片）… 1/2 顆
- 孜然 … 適量
- 番茄醬、豬排醬 … 適量
- 蒜油〔參考 p100〕… 適量
- 義大利巴西里 … 適量

作法

1. 豬排骨兩面撒鹽、胡椒備用。
2. 在熱好的平底鍋中倒入少許橄欖油，然後放入 **1**，兩面煎出焦色。
3. 將 **2** 放入壓力鍋中，再鋪上芹菜、胡蘿蔔、洋蔥，淋上黑啤酒。
   ※ 讓肉和蔬菜完全浸泡在黑啤酒中。
   ※ 若黑啤酒的分量無法完全覆蓋肉和蔬菜的話，以水補足。
4. 蓋緊壓力鍋的鍋蓋，以火煮 10 分鐘至蒸氣跑出來為止。熄火，待蒸氣不再跑出來後，慢慢打開鍋蓋，取出排骨。
   ※ 燉軟的排骨可以運用在各種料理上。
5. 鍋中放入蒜油，香煎洋蔥。
6. 將 **4** 的排骨放入 **5** 的鍋中，再放入番茄罐頭、水煮菜豆、孜然，熬煮至番茄罐頭的水分剩下 1/3 為止。
7. 放入鹽、胡椒、糖、番茄醬、豬排醬調味。
8. 盛盤，旁邊點綴義大利巴西里。

熱量	蛋白質	脂肪	碳水化合物	食物纖維	鈣	鐵	維生素A	維生素D	維生素B_1	維生素B_2	維生素C	食鹽
699kcal	22.1g	53.1g	28.9g	6.8g	70mg	2.4mg	315μg	0.1μg	0.21mg	0.24mg	18mg	3.7g

香菇肉丸

PORK PATE
MEAT BALL

小朋友最愛的肉丸，可以搭配各種醬料，也很適合帶便當、做成燉菜或咖哩。不妨趁週末多做一些，冷凍起來備用。這裡介紹的肉丸，是搭配小朋友最喜愛的奶油蘑菇醬。

○豬肉醬

材料

豬絞肉 … 2kg
蛋 … 2 顆
洋蔥（切碎）… 2 顆
沙拉油 … 10g
牛油（沒有的話就用豬油）… 200g
麵包粉 … 100g
牛奶 … 200g
鹽 … 20g
蒜（磨成泥）… 少許

作法

1. 牛油切丁（冷凍後會比較好切）。洋蔥切碎備用。

2. 在熱好的平底鍋中倒入沙拉油，然後放入 **1** 的洋蔥，炒至軟化。

3. 麵包粉先用牛奶泡好備用。

4. 調理盆中放入 **1**、**2**、**3**、豬絞肉、鹽、蒜、蛋，拌勻。
※ 拌好後，放入保鮮夾鏈袋中冷凍。

○肉丸

材料（4 人份）

絞肉醬 … 400g
蘑菇、杏鮑菇、舞菇
（任何菇類皆可）… 各 1 包
白葡萄酒（沒有的話就用料酒）… 200cc
雞湯〔參考 p94〕… 200g
炒洋蔥〔參考 p82〕… 1/2 顆
鮮奶油 … 100cc
奶油 … 50g
低筋麵粉 … 適量
鹽 … 4g
胡椒 … 適量
醬油 … 6g
帕馬森起司 … 適量
義大利巴西里 … 適量
黑胡椒 … 適量
蒜油〔參考 p100〕… 10g
烤好的法國長棍麵包 … 2、3 片
太白粉水 … 1 小匙太白粉與適量的水

作法

1. 將豬肉醬揉成大小均一的丸子，然後撒上低筋麵粉備用。

2. 蘑菇去蒂，舞菇剝成小朵，杏鮑菇切成合口大小。

3. 在熱好的平底鍋中倒入蒜油，然後放入 **1**，以中火炒至 7、8 分熟，取出。

4. 用同一口平底鍋炒菇類，中途放入奶油續炒，然後取出菇類，倒入白葡萄酒，煮至湯汁呈稠狀為止。

5. 放入雞湯、炒洋蔥，再放入之前的肉丸、菇類。

6. 起鍋前用鮮奶油、鹽、胡椒、醬油調味。如果不夠濃稠，就一點一點放入太白粉水來勾芡。

7. 盛盤，撒上帕馬森起司、黑胡椒、義大利巴西里，旁邊放上烤好的法國長棍麵包。

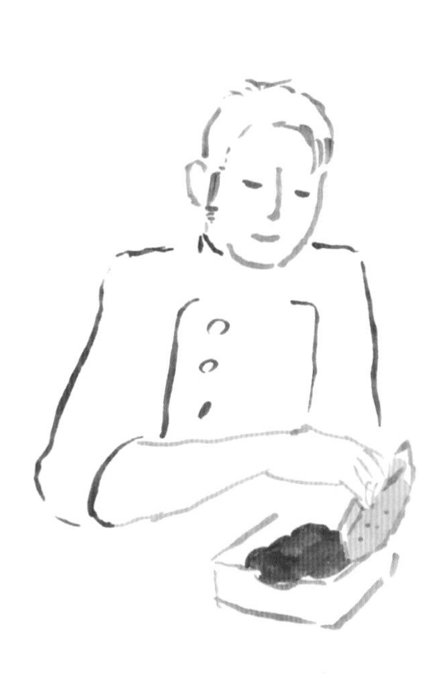

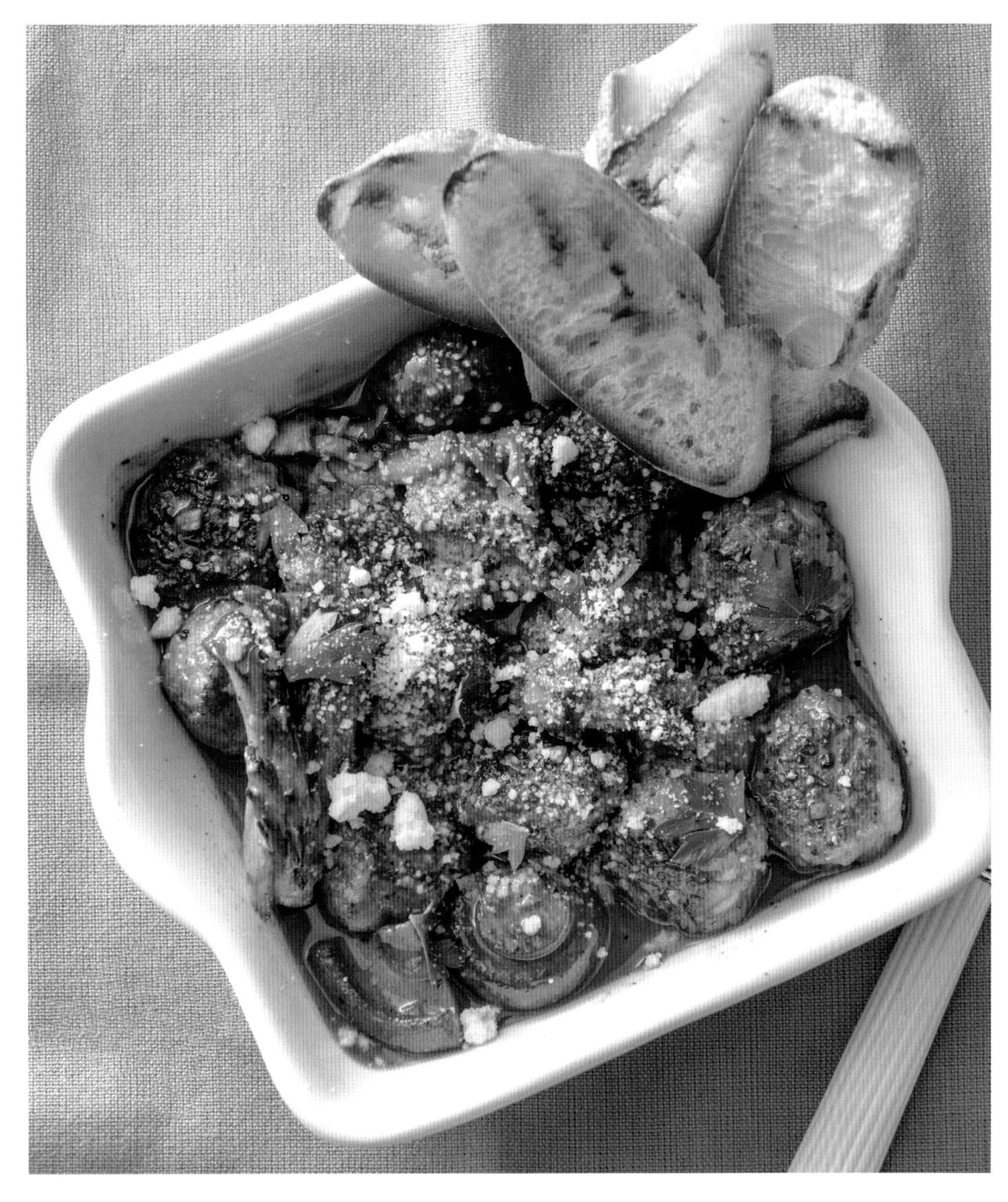

熱量	蛋白質	脂肪	碳水化合物	食物纖維
480kcal	19.4g	33.6g	27.0g	2.6g
鈣	鐵	維生素A	維生素D	維生素B_1
89mg	2.3mg	75μg	1.6μg	0.24mg
維生素B_2	維生素C	食鹽		
0.40mg	3mg	2.9g		

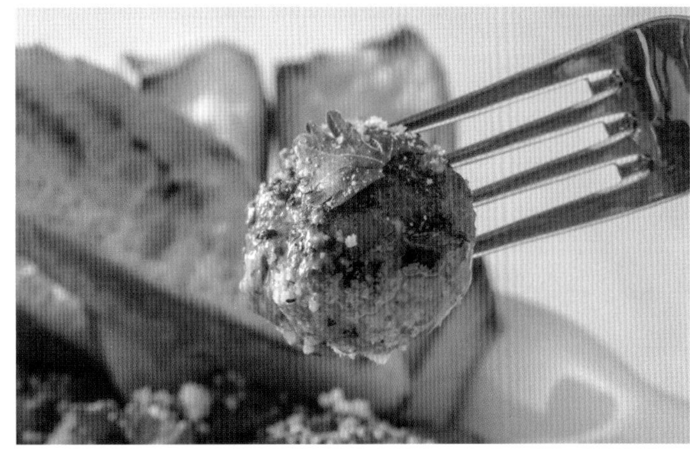

豬排

豬肉富含可消除疲勞、恢復精神的維生素 B1，而且極易入手，每天都可納入菜單中。而富分量感的豬排光是香煎一下就很好吃，忙碌時能迅速上桌。

材料（2 人份）

豬里肌肉 … 150g 2 片
蒜油〔參考 p100〕 … 6g
鹽 … 3g
胡椒 … 適量

A〔德州烤肉醬〕
胡椒 … 適量
市售的番茄醬 … 100g
市售的喜歡的醬料 … 40g
醬油 … 1 小匙
香草（羅勒、百里香、義大利巴西里、迷迭香等） … 適量
番茄罐頭 … 1/5 罐
蜂蜜 … 10g
檸檬皮（磨成碎屑） … 1/6 顆份

其他醬料
凱薩沙拉醬〔參考 p101〕 … 適量
市售的黃芥末醬 … 適量
市售的伍斯特醬 … 適量

搭配的沙拉…適量

作法

1. 抓一小撮鹽、胡椒，撒在豬里肌肉上備用。
2. 在熱好的平底鍋中倒入蒜油，煎 1 的豬里肌肉。
3. 以中火～大火煎好豬肉的兩面，然後轉小火慢慢煎熟。
4. 將 A 的材料放入容器中，拌勻。
5. 將凱薩沙拉醬、黃芥末醬、伍斯特醬分別放入容器中，然後和 4 排在一起，提供不同的醬料選擇。
6. 將 3 盛盤，旁邊放上搭配的沙拉，再沾喜歡的醬料享用。

熱量	蛋白質	脂肪	碳水化合物	食物纖維	鈣	鐵	維生素A	維生素D	維生素B_1	維生素B_2	維生素C	食鹽
407kcal	30.6g	25.2g	11.3g	1.1g	24mg	2.0mg	50μg	0.3μg	1.12mg	0.45mg	9mg	3.1g

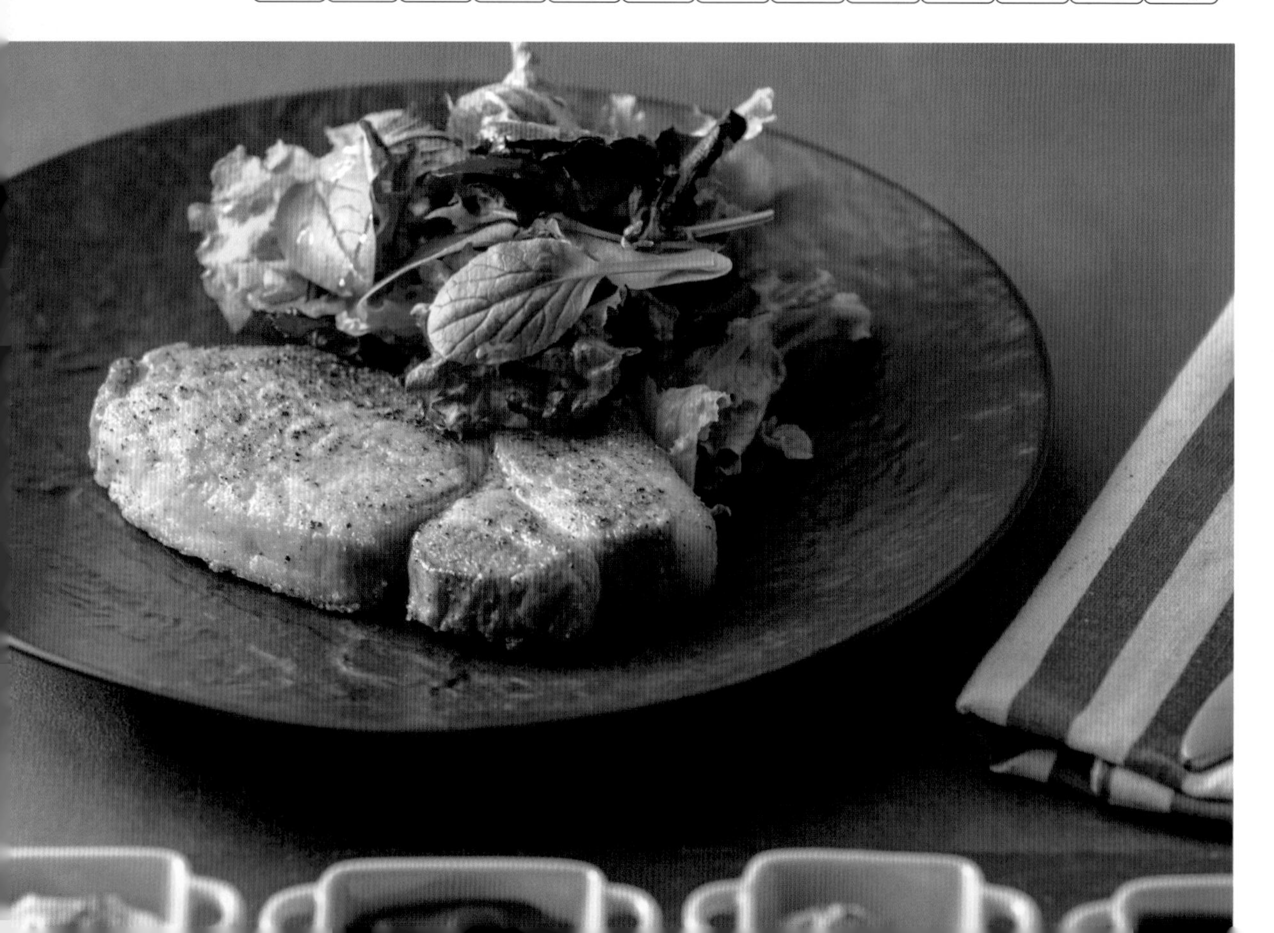

薑絲豬肉

餐桌上的經典料理薑絲豬肉，只要加點勾芡將豬肉的美味鎖在裡面，就能變得鮮嫩多汁。以菠菜鋪底，就能同時攝取到肉類和蔬菜，營養加倍！

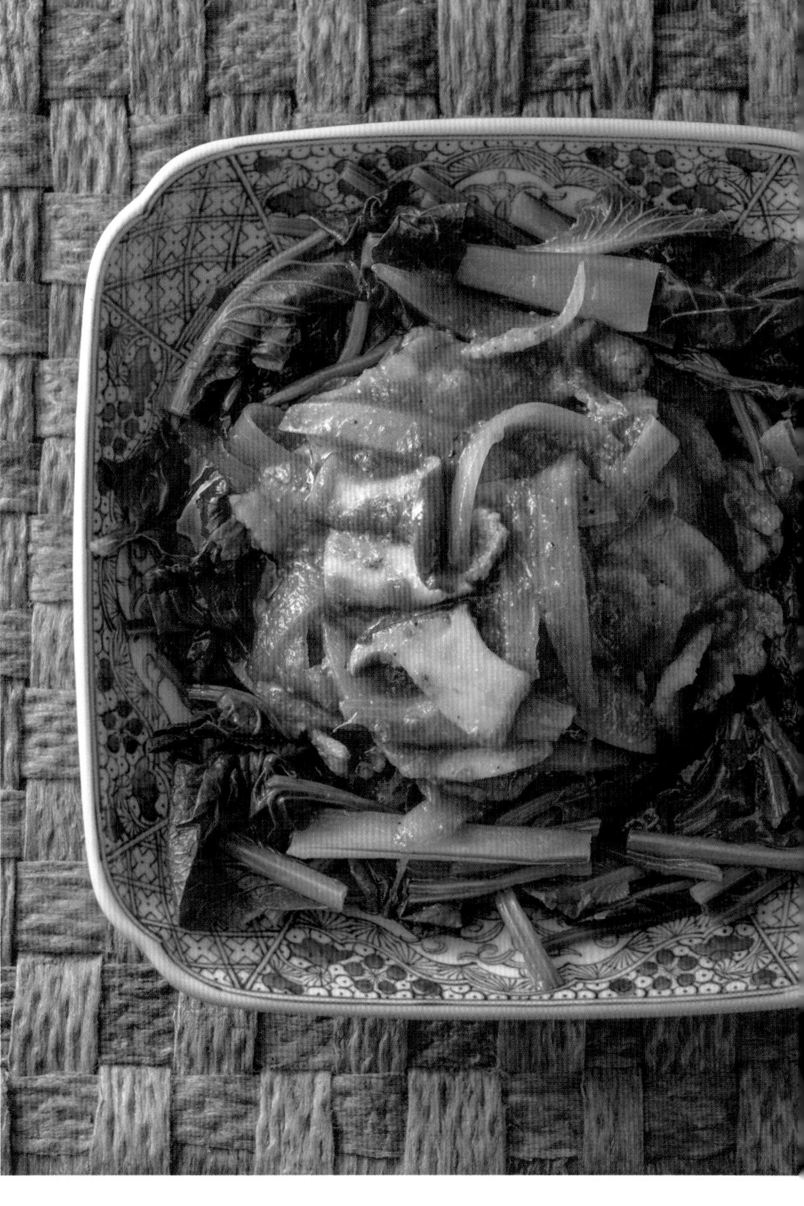

材料（4 人份）

豬肩里肌肉 … 400g
洋蔥（呈放射狀縱切成月牙形）… 1 顆
太白粉 … 10g
蔥薑油〔參考 p100〕… 20g

A
蘋果沾醬〔參考 p101〕… 80g
Ucky's 萬用醬〔參考 p101〕… 40g

菠菜 … 1 把
關島醬〔參考 p101〕… 40g

作法

1. 豬肩里肌肉撒上太白粉。**A** 的材料混合好備用。
2. 在熱好的平底鍋中倒入蔥薑油，再放入 **1**，炒至 7 分熟後取出。
3. 同一口平底鍋中放入洋蔥，以中火炒軟後取出。
4. 將 **A** 的醬料放入 **3** 的平底鍋中，煮沸後再放入 **2** 的豬肉和 **3** 的洋蔥，拌炒均勻。
5. 燒一鍋足量的沸水，放入一點鹽，快速汆燙菠菜，然後擰乾水分，切成 5 ～ 6cm 長，拌上關島醬。
6. 將 **5** 鋪在盤中，再放上 **4**。

熱量	蛋白質	脂肪	碳水化合物	食物纖維
624kcal	38.1g	41.8g	20.7g	4.1g
鈣	鐵	維生素A	維生素D	維生素B_1
64mg	2.7mg	275μg	0.6μg	1.44mg
維生素B_2	維生素C	食鹽		
0.66mg	39mg	0.7g		

GINGER PORK

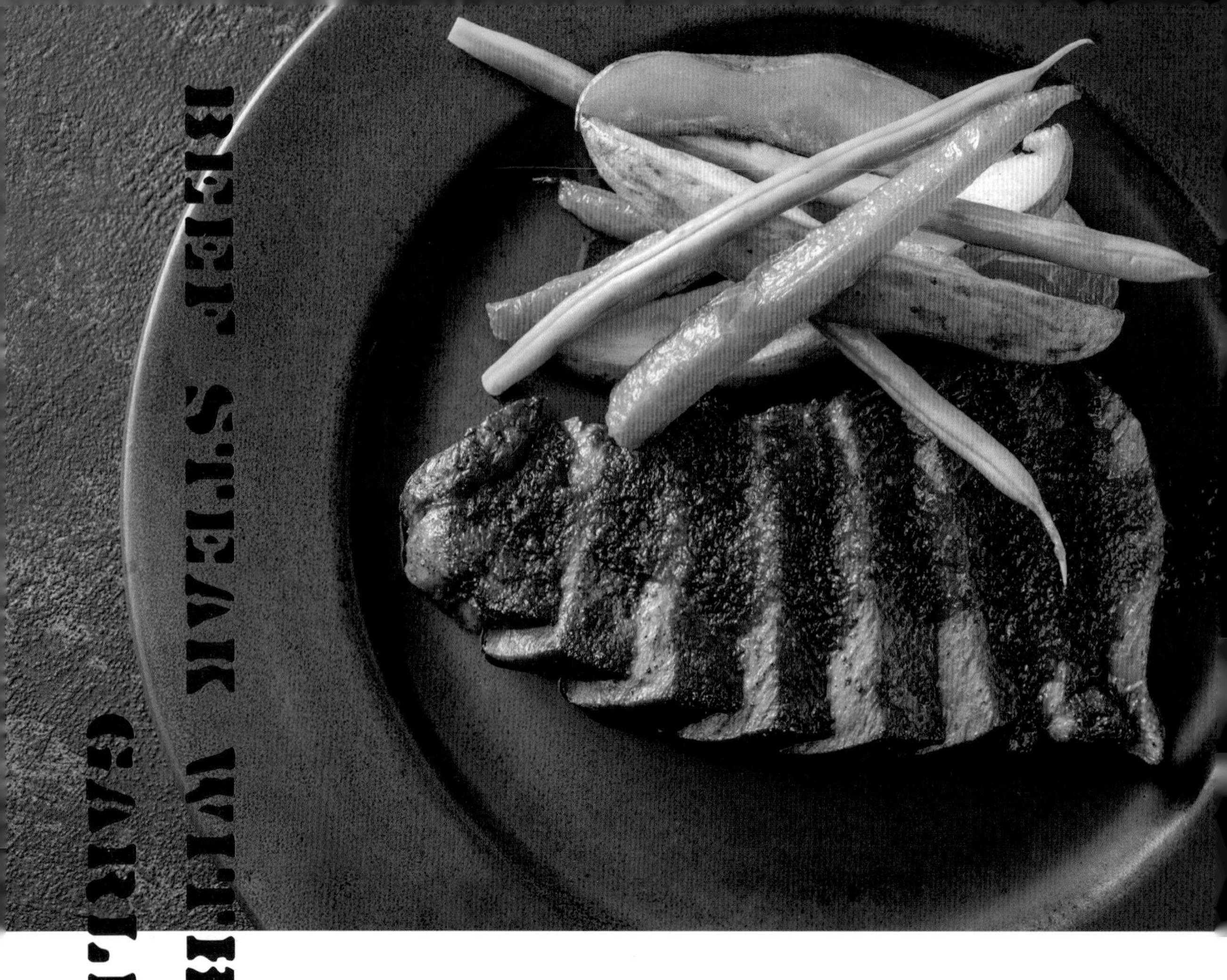

BEEF STEAK WITH GARLIC SAUCE

Beef Dishes | 01

牛排＋香蒜醬

脂肪少的牛瘦肉不但含優質的蛋白質，也富含鐵和鋅，是發育中兒童可多吃的食材之一。淋上滋味豐富的醬料，便叫人食指大動。

材料（2 人份）

牛菲力肉 … 300g
鹽 … 3g
胡椒 … 適量
蒜油〔參考 p100〕… 10g

配菜

馬鈴薯 … 1/2 顆
胡蘿蔔 … 1/2 根
四季豆 … 3 根
沙拉油（油炸用）… 適量
鹽 … 適量

牛排醬

Ucky's 萬用醬〔參考 p101〕… 30g
蘋果沾醬〔參考 p101〕… 30g

作法

1. 抓一小撮鹽、胡椒，撒在牛菲力肉上備用。
2. 在熱好的平底鍋中倒入蒜油，開始冒出白煙後放入 **1**，用大火將兩面煎至金黃色。
   ※ 側面也要稍微煎出金黃色。
3. 熄火，擦掉多餘的油脂，邊翻面邊用餘火將肉煎熟。
   ※ 切一小角看看，如果想要更熟，就開火再煎。
4. 馬鈴薯、胡蘿蔔縱向切成細條狀，用低溫的沙拉油慢慢炸熟，撒鹽。
5. 四季豆去絲備用。燒一鍋 1000cc 的熱水，放入 2 小匙鹽（分量外），再放入四季豆煮熟。
6. 將 **3** 切成合口大小，盛盤，旁邊放上 **4** 和 **5**。
7. 將 Ucky's 萬用醬和蘋果沾醬拌勻，淋在 **6** 上面。

熱量	蛋白質	脂肪	碳水化合物	食物纖維	鈣	鐵	維生素A	維生素D	維生素B_1	維生素B_2	維生素C	食鹽
439kcal	29.7g	28.6g	11.8g	1.6g	24mg	4.1mg	255μg	0.0μg	0.20mg	0.40mg	16mg	1.8g

COLORFUL CHIN JAO LO SU

彩椒肉絲

營養豐富的青椒搭配肉絲，超級下飯。若再加入香甜的甜椒，美麗的色彩不但更刺激食欲，不敢吃青椒的小朋友也能大快朵頤。

材料（4 人份）

牛（瘦肉）肉絲 … 200 ～ 300g
甜椒、青椒 … 150g
竹筍 … 150g
洋蔥（切片） … 1/2 顆
蒜油〔參考 p100〕 … 5g
蔥薑油〔參考 p100〕 … 10g
鹽、胡椒 … 適量

市售的蠔油 … 10g
Ucky's 萬用醬
〔參考 p101〕 … 40g
酒 … 4 小匙
※ 酒與醬料拌好備用。

太白粉水 … 1/2 小匙

作法

1. 牛肉絲上撒鹽、胡椒備用。

2. 在熱好的平底鍋中倒入蒜油，炒牛肉絲，炒至 7 分熟後取出。

3. 繼續在平底鍋中倒入蔥薑油，炒切成細條狀的甜椒、青椒、竹筍、洋蔥，再放入 **2** 的牛肉絲。

4. 將蠔油、Ucky's 萬用醬、酒拌勻。

5. 將 **4** 放入 **3** 中調味，最後用太白粉水勾芡。

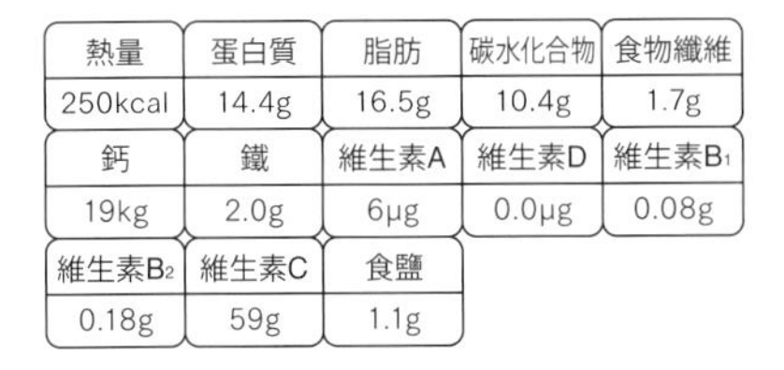

熱量	蛋白質	脂肪	碳水化合物	食物纖維
250kcal	14.4g	16.5g	10.4g	1.7g
鈣	鐵	維生素A	維生素D	維生素B_1
19kg	2.0g	6μg	0.0μg	0.08g
維生素B_2	維生素C	食鹽		
0.18g	59g	1.1g		

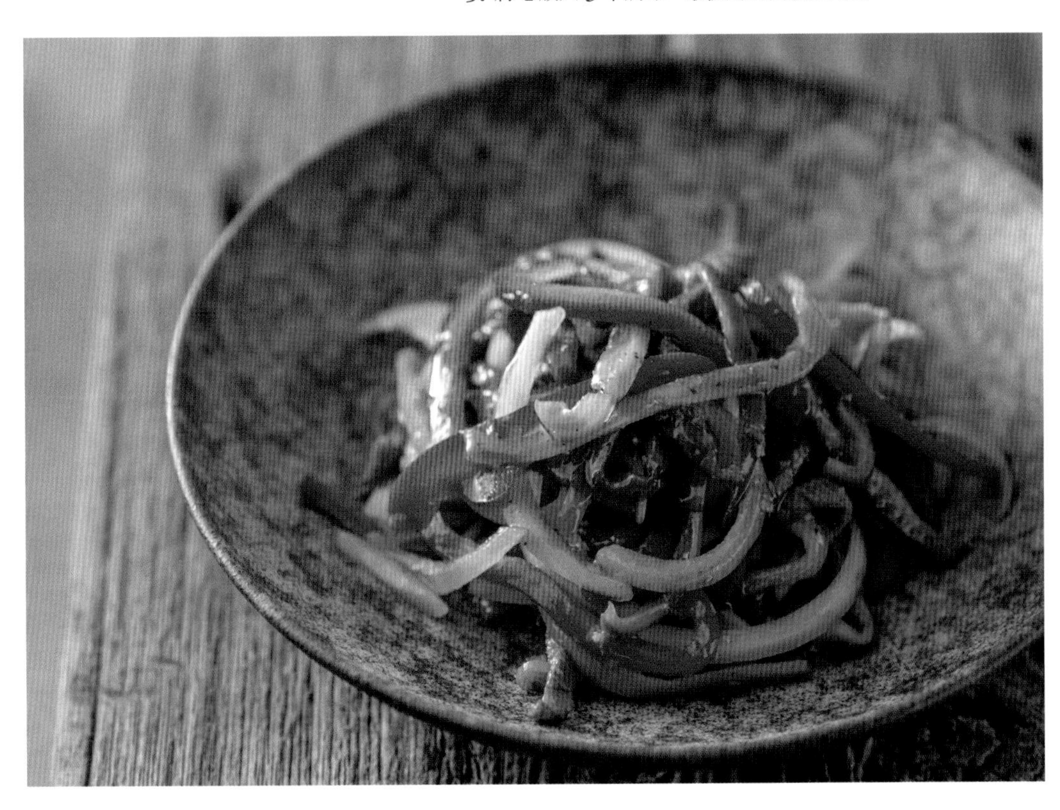

咔啦脆雞

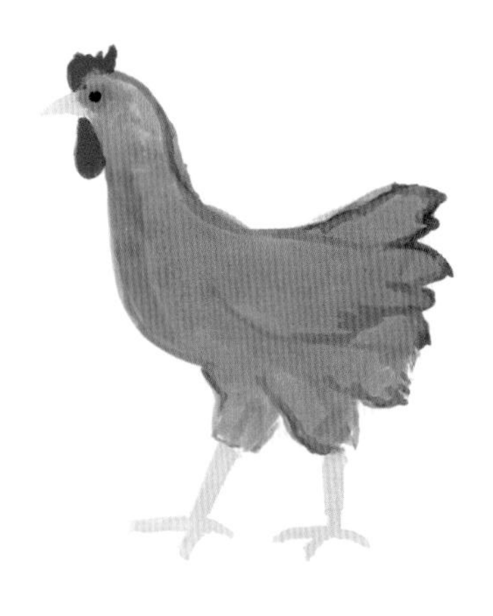

用高蛋白質、低脂肪，並具有消除疲勞、恢復體力功效的雞胸肉，裹上蓬鬆、酥脆的麵衣。這款咔啦脆雞與甜辣醬、番茄醬等西式醬料極搭，是唐揚雞的變化版，請務必端上餐桌。

材料（3～4人份）

雞胸肉 … 400g
鹽 … 4g
胡椒 … 適量

A
低筋麵粉 … 30g
太白粉 … 30g
高筋麵粉 … 60g
麵包粉 … 60g
烘焙粉 … 1.5 小匙
啤酒（沒有的話就用氣泡水） … 260cc
鹽、胡椒 … 1 小撮

沙拉油（油炸用） … 適量
市售的甜辣醬 … 適量

熱量	蛋白質	脂肪	碳水化合物	食物纖維
374kcal	25.0g	17.2g	27.2g	1.0g
鈣	鐵	維生素A	維生素D	維生素B1
43mg	0.7mg	18μg	0.1μg	0.13mg
維生素B2	維生素C	食鹽		
0.11mg	3mg	1.2g		

作法

1. 雞胸肉切成長方形的塊狀，然後抓一小撮鹽、胡椒撒上去備用。
2. 調理盆中放入 **A** 拌勻後，再放入 **1**，然後用 160℃的沙拉油炸至肉塊浮起來為止。
3. 盛盤，沾甜辣醬享用。

CRISPY CHICKEN

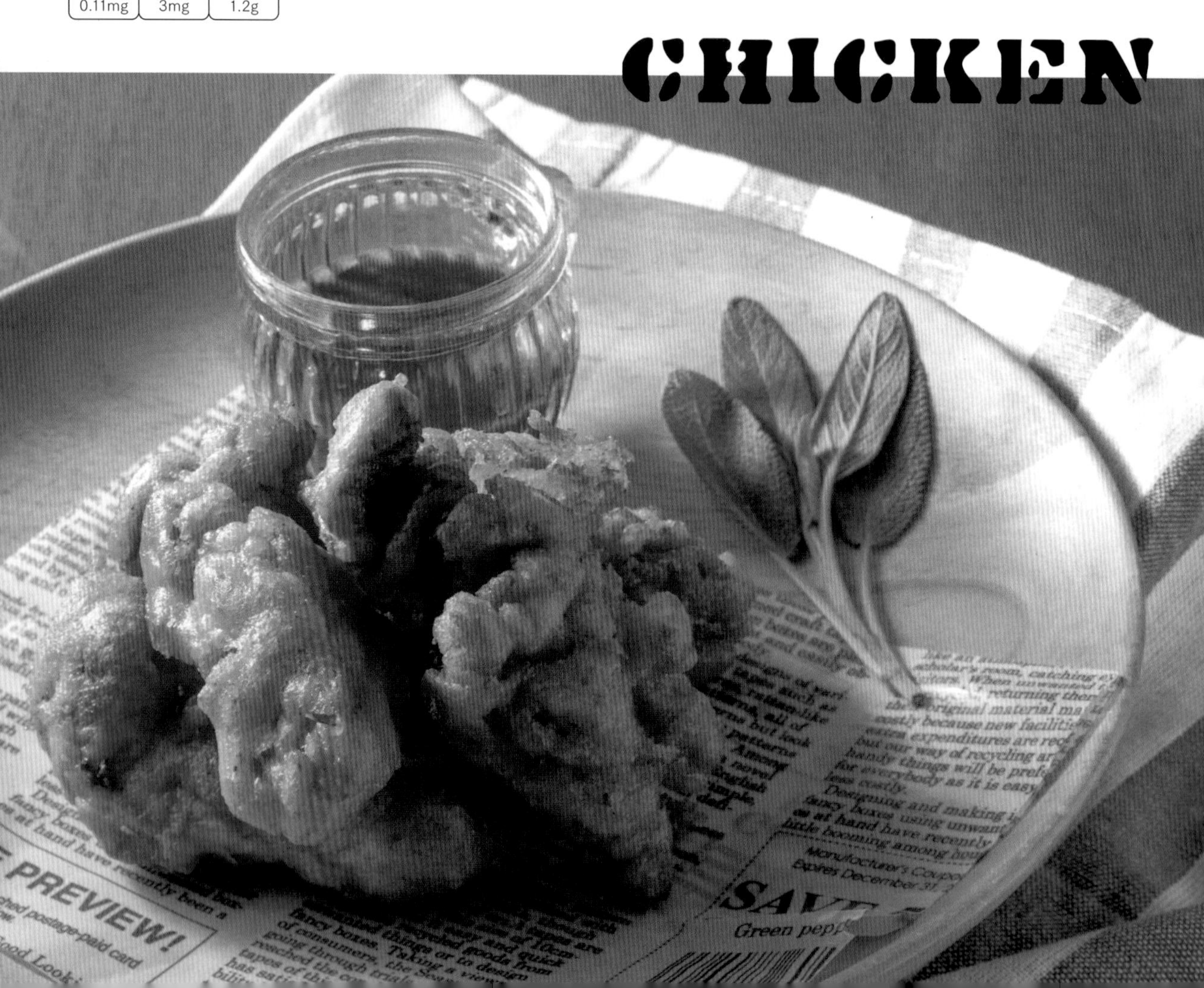

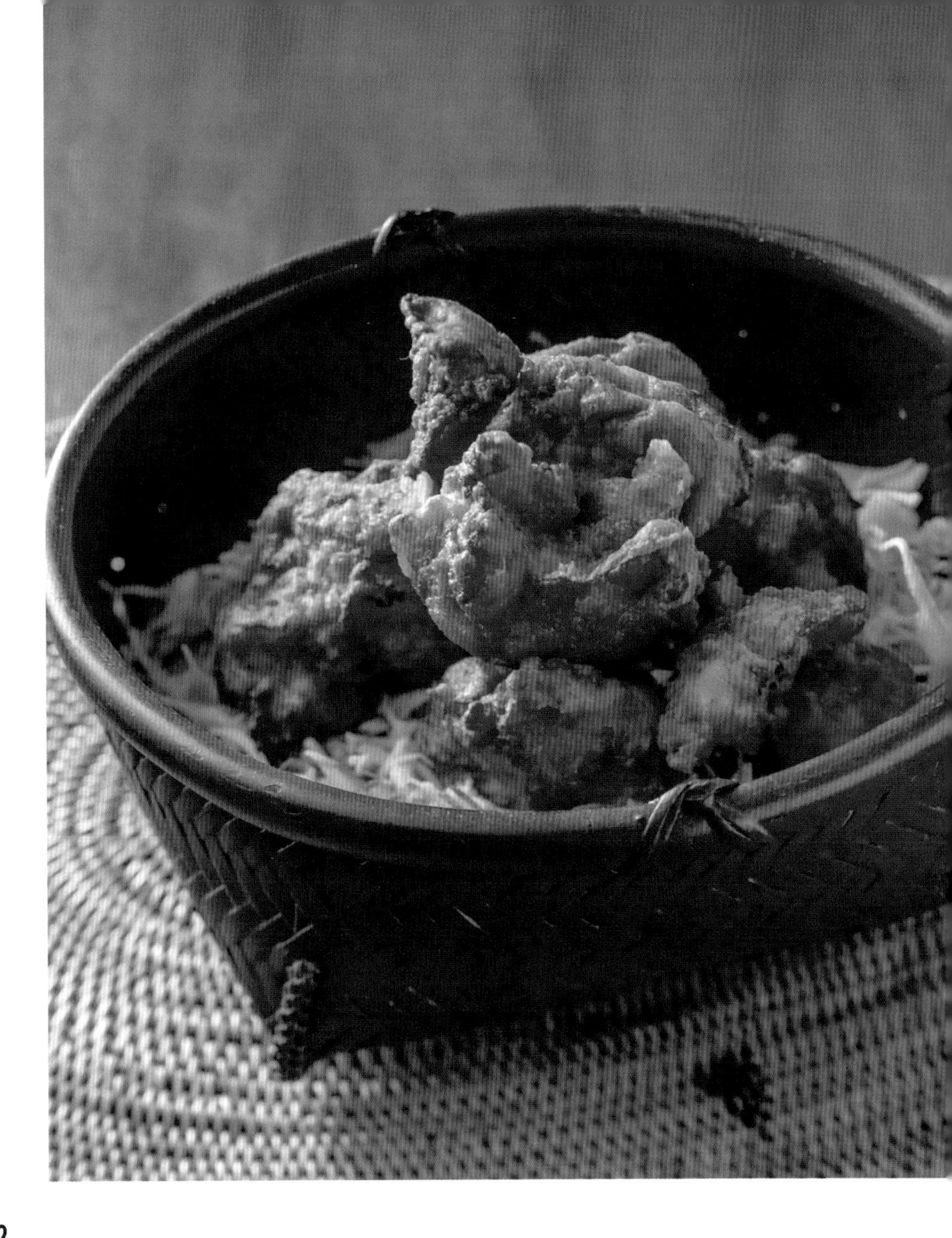

| Chicken Dishes | 02

唐揚雞

炸得香酥脆的唐揚雞，美味祕訣就在醃料裡的蒜油和蔥油。將醃料揉進雞肉中，更能襯托出肉質的鮮美。調理至油炸前的狀態再冷凍起來，帶便當時便能迅速派上用場。

材料（4人份）

雞肉 … 400g
沙拉油（油炸用）… 適量

A
薄口醬油 … 1小匙
糖 … 1小匙
鹽 … 0.5小匙
酒 … 20～40cc
蒜油〔參考p100〕… 1小匙
蔥油〔參考p100〕 … 1小匙

B
低筋麵粉 … 20g
太白粉 … 20g

作法

1. 調理盆中放入**A**，拌勻備用。
2. 將切成一口大小的雞肉放入**1**中，搓揉入味，再放入**B**中，抹勻。
3. 將**2**放入150℃～160℃的沙拉油中油炸。待麵衣上色，雞塊浮起來後，取出盛盤。

熱量	蛋白質	脂肪	碳水化合物	食物纖維	鈣	鐵
309kcal	17.1g	21.3g	9.0g	0.1g	7mg	0.7mg

維生素A	維生素D	維生素B_1	維生素B_2	維生素C	食鹽
40μg	0.4μg	0.11mg	0.15mg	3mg	1.0g

SALMON MUNIEL

| Fish Dishes | 01

材料（2 人份）

鮭魚切片 … 2 片
鹽、胡椒 … 適量
低筋麵粉 … 適量
橄欖油 … 適量
奶油 … 100g
酸豆（切碎）… 20 粒
巴西里 … 20g
番茄（切丁）… 40g
檸檬（切片）… 5～6 片
油菜花（用鹽水煮好）… 3 片

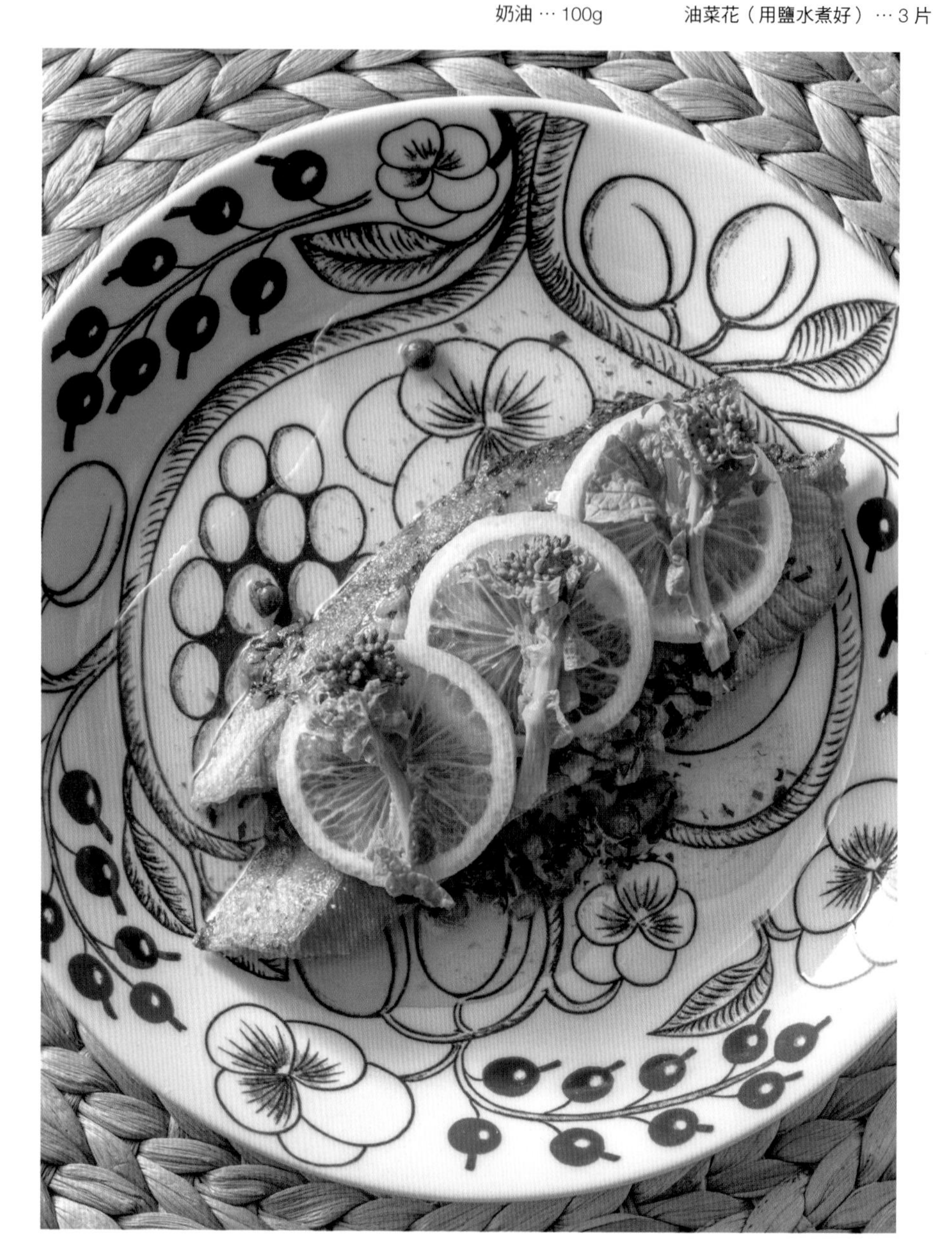

法式檸檬鮭魚

鮭魚富含易消化吸收的蛋白質，以及有助於鈣質吸收的維生素D，是優質的營養寶庫。可以乾煎，也可以加點芳香的奶油醬，美味更升級。

做法

1. 抓一小撮鹽、胡椒，撒在鮭魚切片上備用。
2. 平底鍋中放入橄欖油，將抹上低筋麵粉的 1 皮面朝下入鍋。
3. 將兩面煎出金黃色後，熄火。
4. 用平底鍋的餘熱續煎 1 分鐘，待魚肉裡面全熟後，盛盤。
5. 用廚房紙巾擦掉平底鍋中多餘的油脂，然後放入奶油，加熱至呈金黃色且飄出香氣。
6. 將酸豆、巴西里、切成小丁的番茄放在 4 上面，再淋上 5，放上檸檬、油菜花即可。

熱量	蛋白質	脂肪	碳水化合物	食物纖維	鈣	鐵
397kcal	21.6g	29.4g	8.7g	1.3g	44mg	1.2mg

維生素A	維生素D	維生素B_1	維生素B_2	維生素C	食鹽
143μg	10.1μg	0.26mg	0.13mg	19mg	1.3g

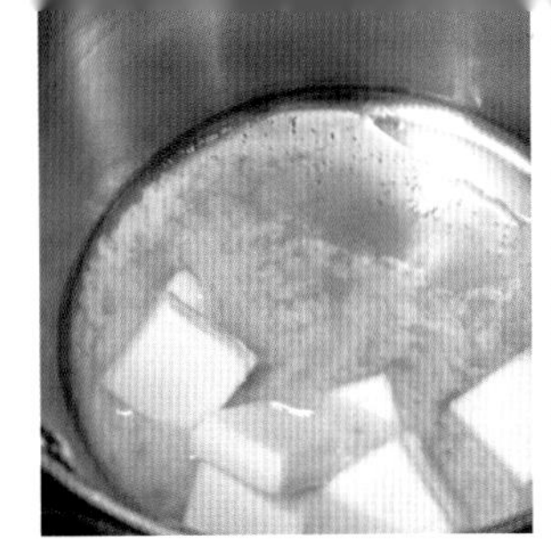

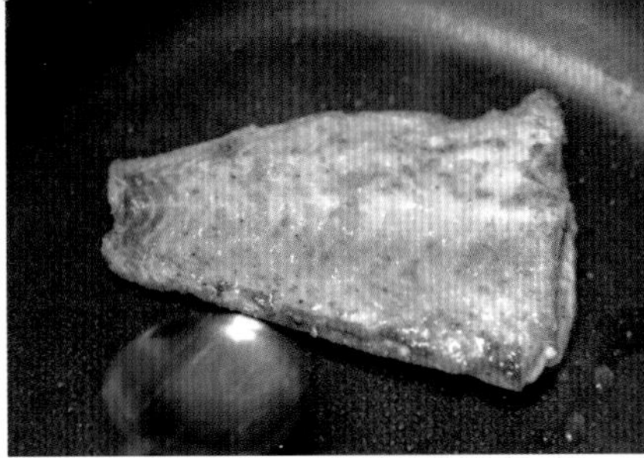

清蒸鱈魚＋蘑菇奶油醬

白肉魚的代表鱈魚，是優質蛋白質的來源，也是運動小子應該多多攝取的食物。只要搭配奶油醬，就會好吃到停不下來。

材料（2人份）

鱈魚切片（白肉魚）⋯2片
鹽、胡椒⋯適量
蒜油〔參考 p100〕⋯10g
奶油⋯60g
蘑菇⋯2朵
鮮奶油⋯100cc
牛奶⋯100cc
太白粉水⋯3g
雞湯〔參考 p94〕⋯100cc

綠花椰菜⋯2朵
白花椰菜⋯2朵

作法

1. 抓一小撮鹽、胡椒，撒在鱈魚切片上備用。
2. 在熱好的平底鍋中倒入蒜油，然後將 **1** 皮面朝下放入，以中火煎至兩面上色後取出。
3. 擦掉多餘的油脂，將奶油及 **2** 放入平底鍋中，用湯匙舀起奶油淋在鱈魚上，將鱈魚煮熟。
4. 蘑菇去蒂並切成薄片後，放入 **3** 中，再放入雞湯、鮮奶油、牛奶，慢慢燉煮。
5. 用鹽、胡椒調味，再用太白粉水勾芡。
6. 盛盤，上面放鹽水煮好的綠花椰菜和白花椰菜。

熱量	蛋白質	脂肪	碳水化合物	食物纖維	鈣	鐵
358kcal	22.5g	26.4g	7.5g	2.4g	71mg	0.8mg

維生素A	維生素D	維生素B_1	維生素B_2	維生素C	食鹽
117μg	0.7μg	0.13mg	0.28mg	64mg	1.8g

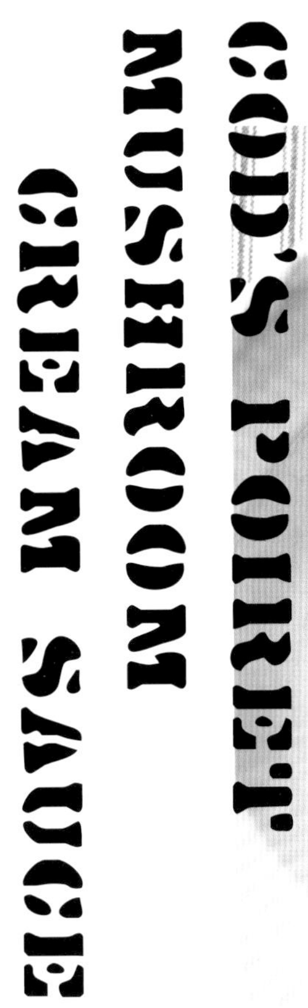

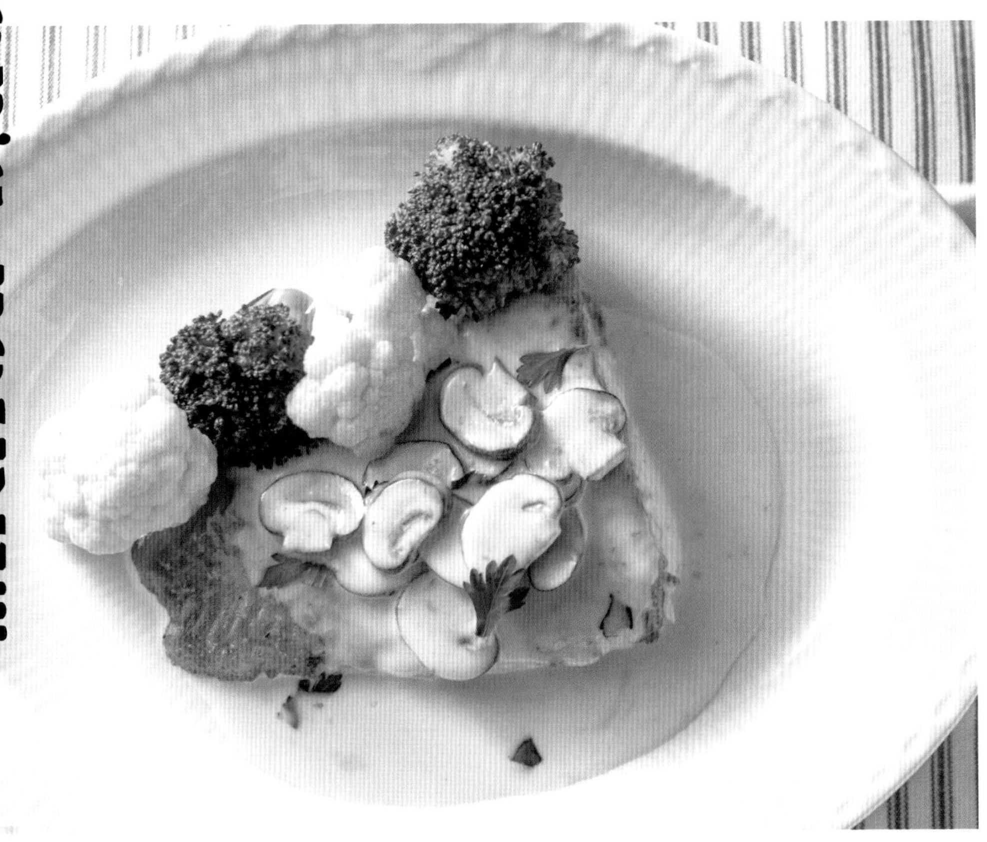

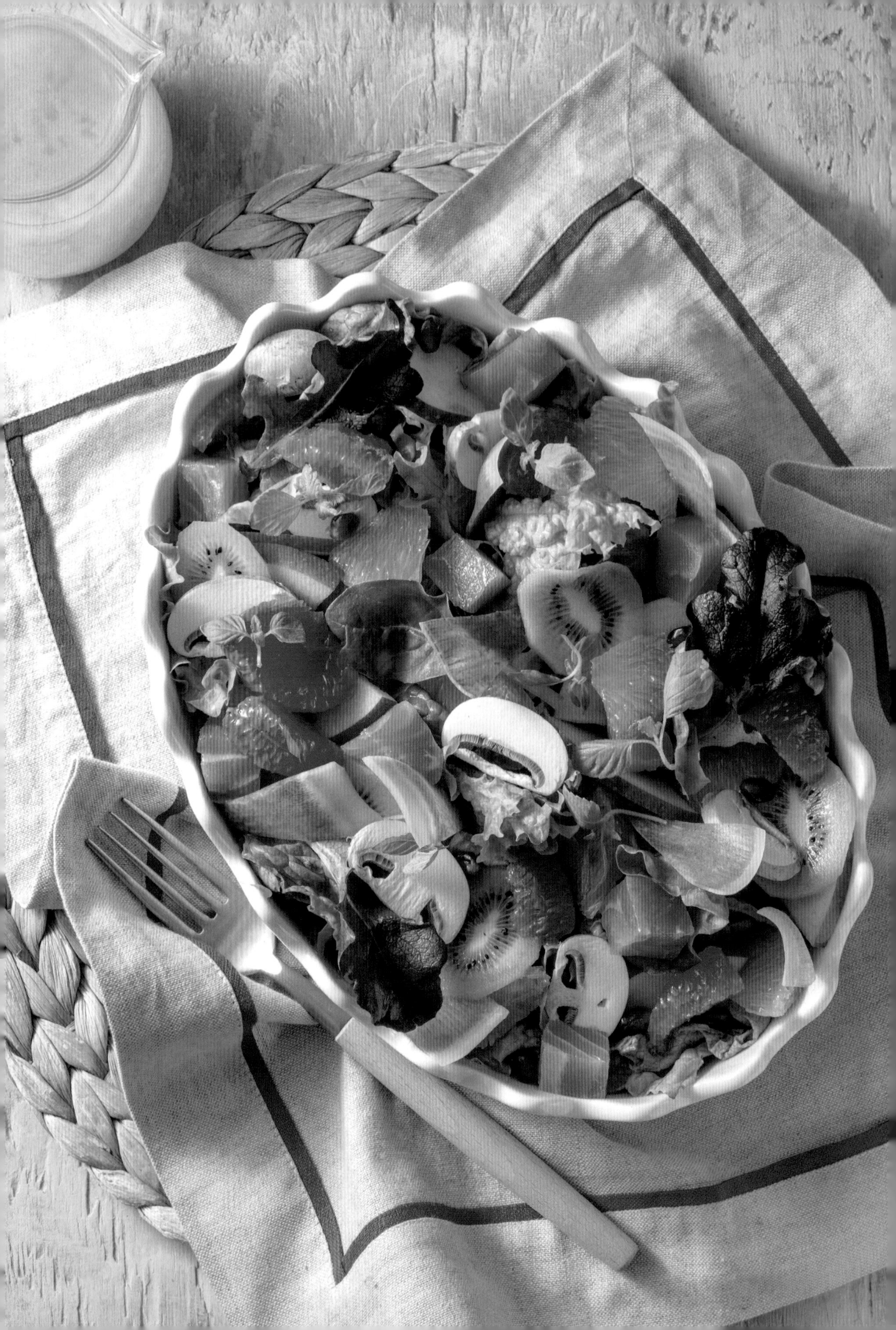

沙拉與各種蔬菜料理

Healthy Salad & Vege

蔬菜中的維生素及礦物質，可以調整體質，維持細胞的功能，是非常重要的營養素。吃沙拉和蔬菜也能攝取到豐富的食物纖維，因此請務必每天都準備一道以上的蔬菜料理。而為了讓小朋友愛上蔬菜，請在素材、顏色、烹調上多下點工夫。

季節水果沙拉

SEASON'S FRUITS SALAD

多彩鮮艷的水果，有甜、有酸，香氣怡人，可讓蔬菜的味道更豐富。既然是要給小朋友吃，就不要選擇帶苦味的蔬菜。而葡萄、草莓、鳳梨等酸味水果，與任何蔬菜都超搭。

材料（4 人份）

葉萵苣 … 1/2 袋
紅心蘿蔔 … 1/6 根
嫩芽菜 … 1 袋
蘑菇 … 4 朵（盡量選新鮮的）
粉紅葡萄柚 … 1 顆
柳橙 … 1 顆
奇異果 … 1 顆
蘋果 … 1/2 顆
喜歡的水果 … 適量
煙燻鮭魚 … 1 袋
薄荷 … 適量
凱薩沙拉醬〔參考 p101〕… 適量
法式沙拉醬〔參考 p100〕… 適量

作法

1. 葉萵苣撕成合口大小。紅心蘿蔔、蘑菇切成薄片。粉紅葡萄袖和柳橙削去薄皮後，切成合口大小。蘋果帶皮切成扇形。奇異果去皮切成薄圓片。煙燻鮭魚切成合口大小。

2. 將 1 和嫩芽菜盛入容器中，撒上薄荷等香草植物，再淋上凱薩沙拉醬、法式沙拉醬即可。

熱量	蛋白質	脂肪	碳水化合物	食物纖維
146kcal	8.2g	5.8g	17.0g	2.5g
鈣	鐵	維生素A	維生素D	維生素B_1
75mg	0.9mg	121μg	7.0μg	0.15mg
維生素B_2	維生素C	食鹽		
0.16mg	65mg	1.3g		

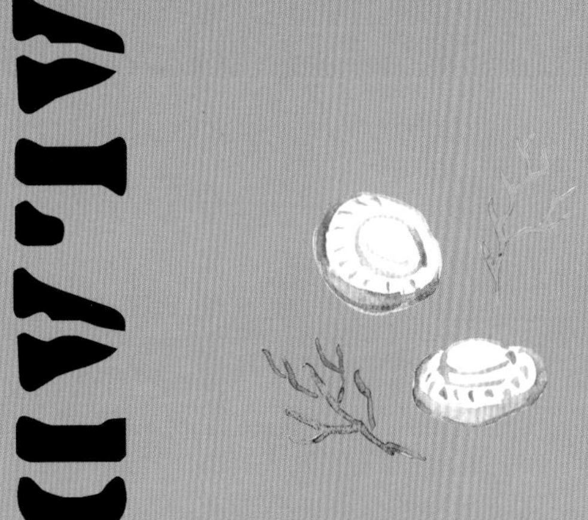

海藻、魩仔魚、蘿蔔沙拉

海藻類含有豐富的礦物質，除了可用於家常料理味噌湯以外，還可用於沙拉。如果加點魩仔魚和堅果，就是營養百分百了。再擠一點清爽的檸檬汁會更好吃。

材料（4 人份）

魩仔魚 … 適量
綜合海藻 … 1 袋（4 人份）
蘿蔔 … 1/8 根
葉萵苣 … 1/2 袋
嫩芽菜 … 1 袋
花生、杏仁果 … 適量

關島醬〔參考 p101〕… 適量
檸檬 … 1/4 顆

作法

1. 蘿蔔切成 5mm 左右的細條狀，葉萵苣撕成合口大小。綜合海藻放入調理盆中泡水回軟，再用濾網瀝乾。檸檬縱向切成月牙狀。

2. 將 1、嫩芽菜盛入容器中，再撒上花生、杏仁果、魩仔魚，淋上關島醬。擠上檸檬汁，滋味會更清爽。

SEAWEED, BABY SARDINE & RADISH SALAD

熱量	蛋白質	脂肪	碳水化合物	食物纖維	鈣	鐵	維生素A	維生素D	維生素B_1	維生素B_2	維生素C	食鹽
107kcal	3.7g	8.2g	6.6g	3.4g	84mg	1.0mg	76μg	1.5μg	0.08mg	0.11mg	15mg	0.6g

羊栖菜、堅果、綜合豆沙拉

HIJIKI, NUTS AND MIXBEANS SALAD

羊栖菜含有豐富的鈣和鎂。不過，你是不是覺得不知道怎麼料理才好呢？其實很簡單，用水泡軟後，只要炒一炒，小朋友就很喜歡吃了。這是一道輕鬆的羊栖菜新吃法。

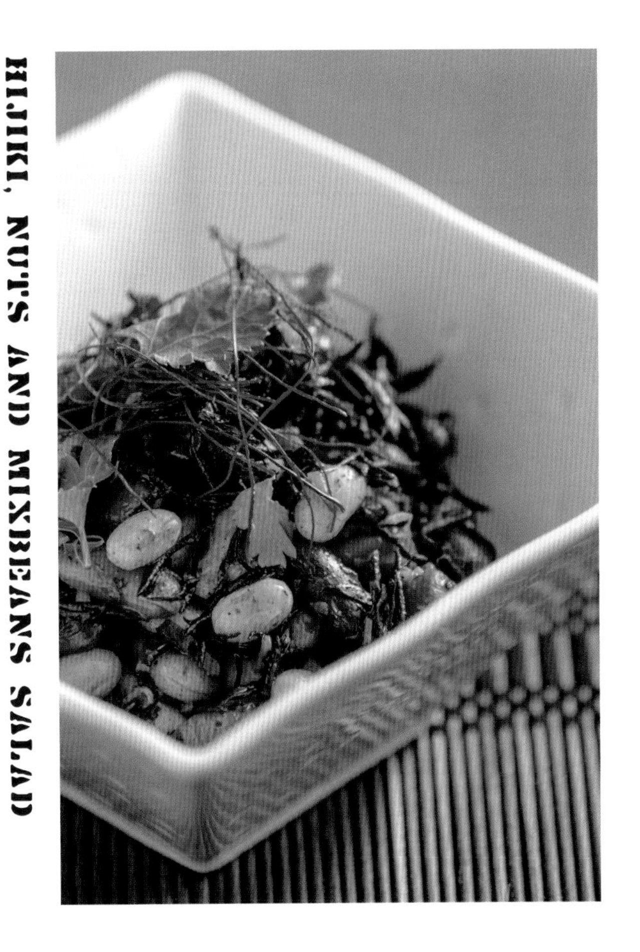

材料（4人份）

羊栖菜乾…25g（回軟後的約為200g）
綜合豆…1罐
堅果（花生、杏仁果等）…50g
蒜油〔參考p100〕…適量
朝天椒…1根
醬油…1小匙
糖…20g
奶油…適量
辣椒絲…適量
義大利巴西里…適量

作法

1. 羊栖菜泡水回軟備用。
2. 平底鍋中放入蒜油和奶油，再放入朝天椒炒一下，放入羊栖菜、綜合豆，然後用糖、醬油調味。
3. 盛盤，放上堅果、辣椒絲、義大利巴西里。

熱量	蛋白質	脂肪	碳水化合物	食物纖維	鈣	鐵
204kcal	4.9g	14.8g	15.4g	6.5g	77mg	1.1mg

維生素A	維生素D	維生素B_1	維生素B_2	維生素C	食鹽
27μg	0.0μg	0.08mg	0.05mg	0.0mg	0.8g

韓式拌豆芽菜

MOYASHI NAMUL

經濟實惠的豆芽菜中有蛋白質、維生素B群、礦物質等，是營養均衡的優等生。搭配富含各種維生素、鐵質的豆苗後，口感清脆，越吃越唰嘴！

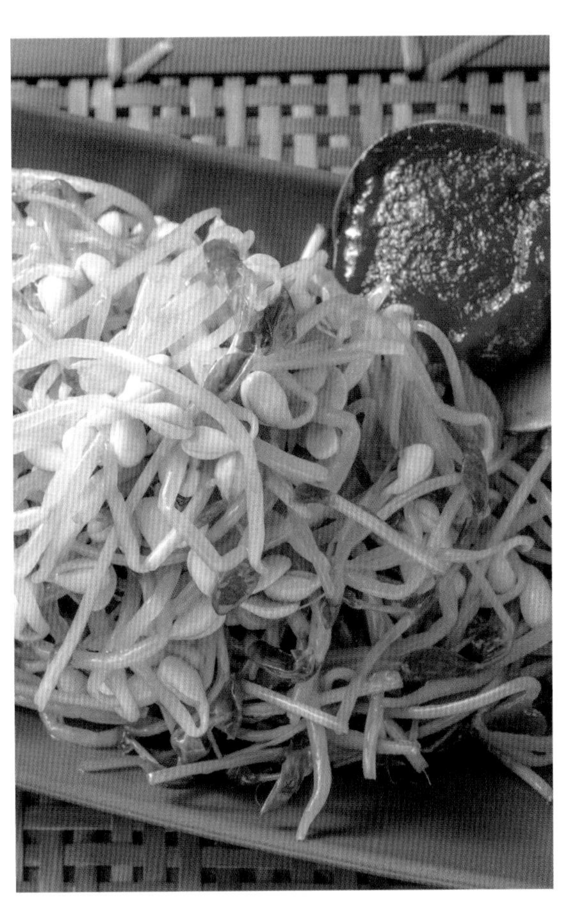

材料（4人份）

豆芽菜…1包
豆苗…1包

A ※將所有材料混合備用。
鹽…1小匙
胡椒…3小匙
蔥油〔參考p100〕…3g
蒜油〔參考p100〕…3g
醬油…1大匙
糖…1小撮
市售的苦椒醬…適量

作法

1. 鍋中放入足量的水和豆芽菜，以大火加熱，煮沸後用濾網撈起來瀝乾，放涼備用。
2. 豆苗切除根部，然後對半切開，快速汆燙後用濾網撈起來，放入冷水中降溫，瀝乾。
3. 將**1**、**2**、**A**放入調理盆中，攪拌入味。
4. 盛盤，旁邊放上苦椒醬。

熱量	蛋白質	脂肪	碳水化合物	食物纖維	鈣	鐵
47kcal	3.0g	1.9g	5.9g	2.7g	142mg	1.7mg

維生素A	維生素D	維生素B_1	維生素B_2	維生素C	食鹽
69μg	0.0μg	0.07mg	0.13mg	38mg	2.5g

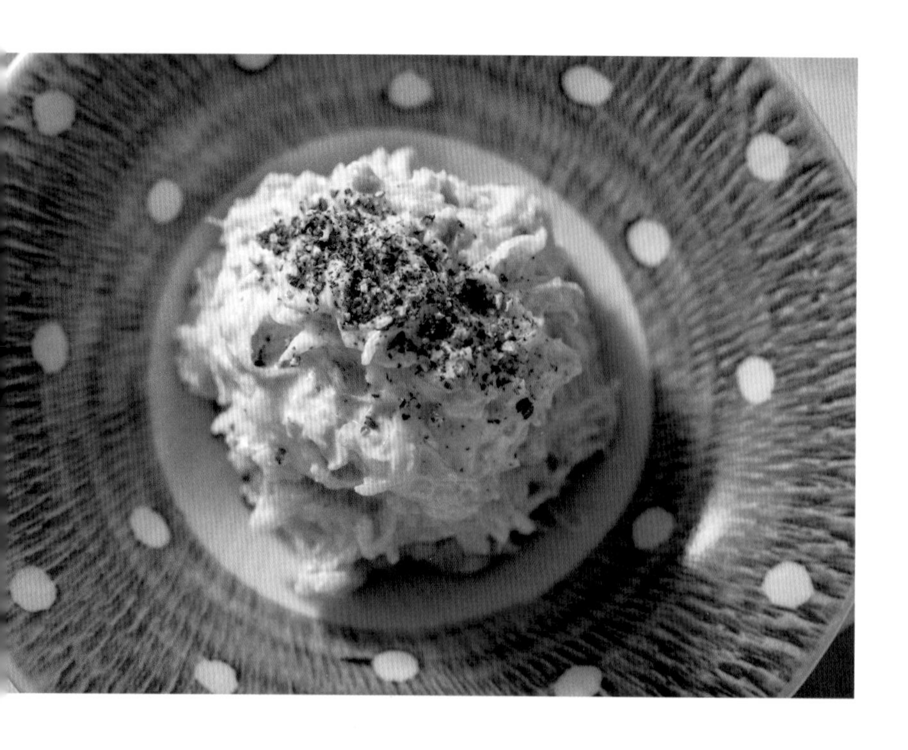

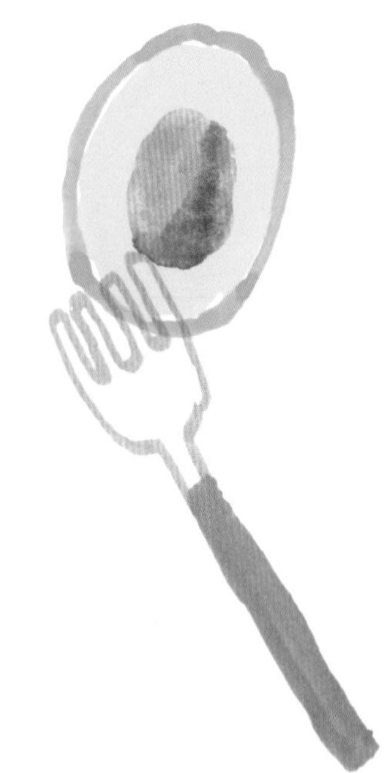

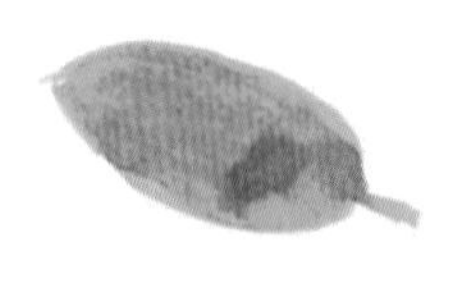

CABBAGE AND TOFU WITH SESAME MISO SAUCE

芝麻味噌美乃滋拌高麗菜和豆腐

你家冰箱若有現成的高麗菜和豆腐，就能三兩下做好這道方便的蔬菜料理。美乃滋、芝麻、豆腐拌成奶油般的糊狀，這風味大人小孩都喜歡。也可拌入菠菜等其他蔬菜。

材料（2人份）

高麗菜（切絲）⋯ 1/4 顆
市售的芝麻糊 ⋯ 30g
味噌 ⋯ 20g
美乃滋 ⋯ 60g
嫩豆腐 ⋯ 200g
黑胡椒 ⋯ 適量

作法

1. 高麗菜切絲，快速煮一下，擰乾水分。
2. 將芝麻糊、味噌、美乃滋放入調理盆中攪拌，再放入瀝乾的嫩豆腐，壓成糊狀，然後放入 **1**，拌勻。
3. 盛盤，撒上黑胡椒。

熱量	蛋白質	脂肪	碳水化合物	食物纖維	鈣	鐵	維生素A	維生素D	維生素B_1	維生素B_2	維生素C	食鹽
260kcal	10.7g	19.6g	12.9g	4.6g	293mg	3.1mg	6μg	0.0μg	0.22mg	0.12mg	43mg	1.4g

酪梨、豆腐、番茄、羅勒沙拉

AVOCADO, TOFU & TOMATO, BASIL SALAD

對應該充分攝取熱量的運動小子來說，高脂肪的酪梨是一種好食物，它還含有維生素 B_2、C、鈣質，纖維質也很豐富。搭配豆腐、番茄、羅勒等，用美乃滋涼拌，就是一道營養滿點的沙拉了。

材料（2 人份）

酪梨（切成 2cm 小丁）… 1 顆
木棉豆腐 … 200g
小番茄 … 10 顆
羅勒 … 1 包
美乃滋 … 50 ～ 100g
鹽、胡椒 … 適量
葉萵苣 … 適量

作法

1. 在酪梨上劃入切痕，再切成兩半，取出種籽並去皮，切成 2cm 小丁。小番茄去蒂後對半切開。羅勒切成碎末。
   ※ 最後才放上去的羅勒不必切，先保留備用。

2. 調理盆中放入 **1**、切成 2cm 小丁的木棉豆腐、美乃滋，用橡皮刮刀翻拌均勻，再用鹽、胡椒調味。
   ※ 翻拌時不要太用力，不要將酪梨攪爛。

3. 盤中鋪上葉萵苣，再放上 **2**，最後放上羅勒。

熱量	蛋白質	脂肪	碳水化合物	食物纖維	鈣	鐵
378kcal	7.8g	35.2g	10.7g	5.1g	97mg	1.8mg

維生素A	維生素D	維生素B_1	維生素B_2	維生素C	食鹽
92μg	0.1μg	0.17mg	0.23mg	29mg	1.5g

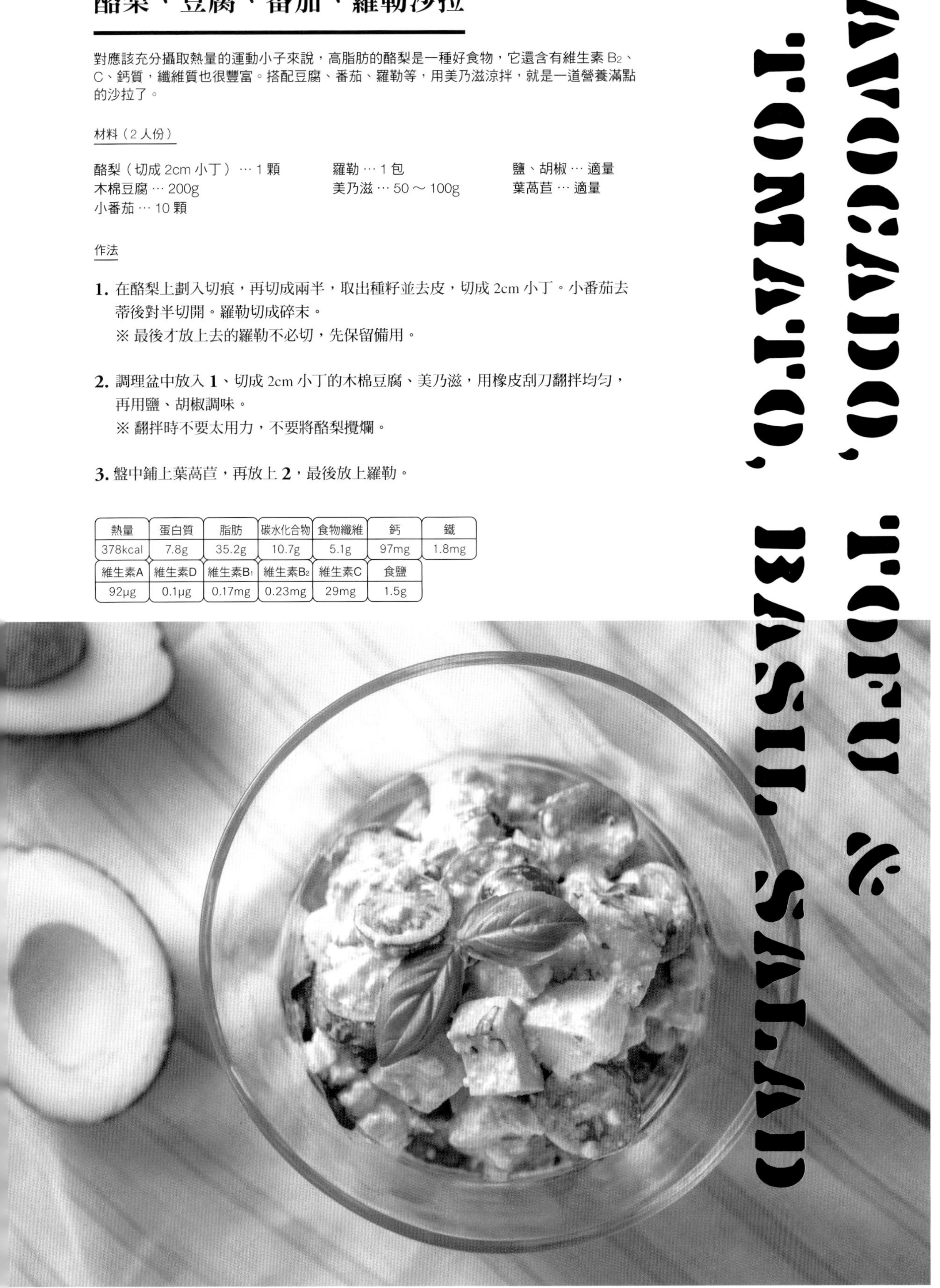

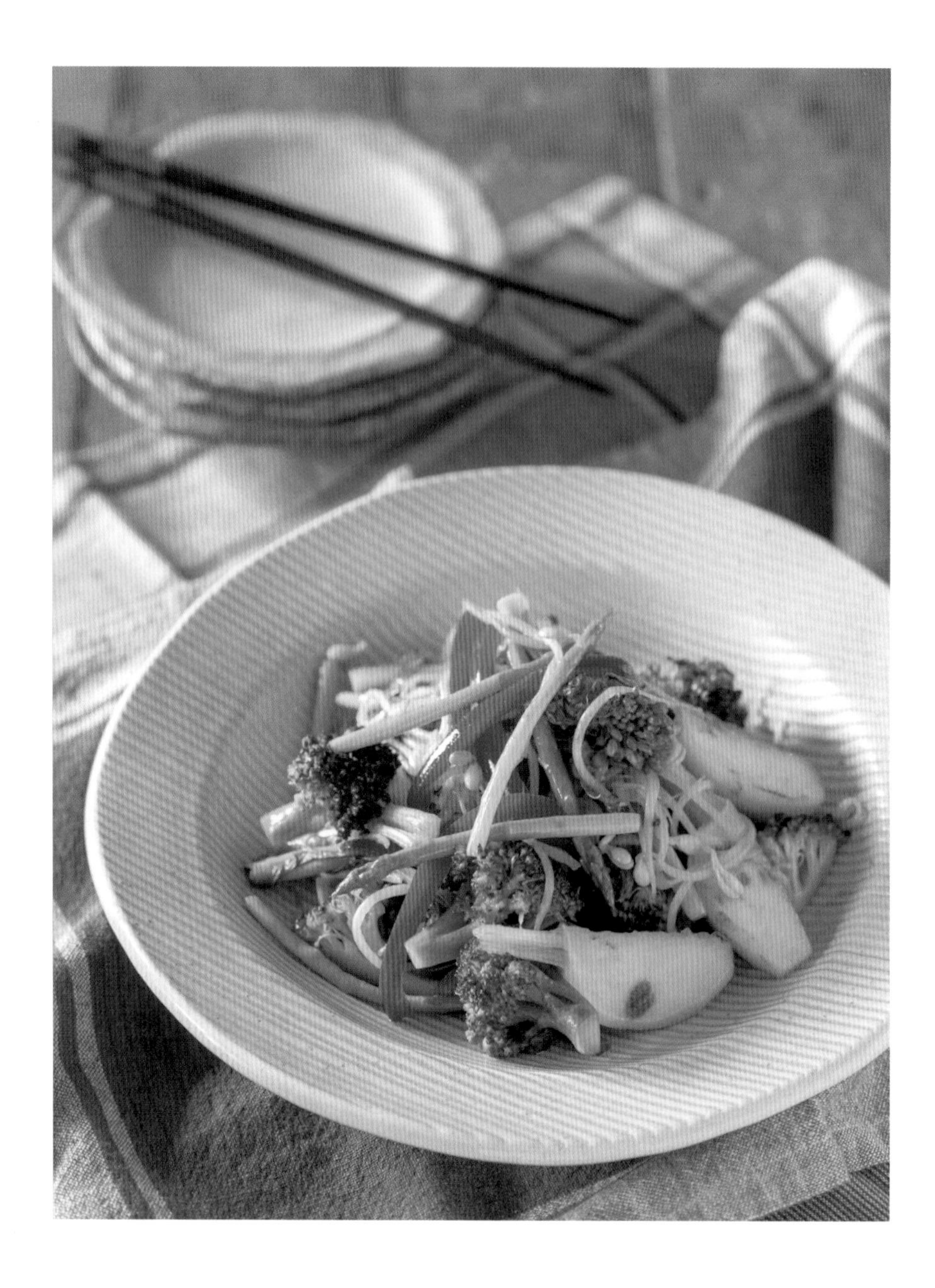

FRIED VEGETABLES

炒鮮蔬

富含維生素與纖維質的炒鮮蔬。以家用瓦斯爐的火力，要炒得清脆可口其實相當困難。但請放心，這裡介紹一種祕技，包你在家也能施展出中華料理大廚的手藝。

材料（4 人份）

綠花椰菜 … 半棵
蘆筍 … 4 根
蕪菁 … 1 棵
豆芽菜 … 1 袋
甜椒 … 1 個
其他時令蔬菜 … 適量
鹽 … 適量
醬油 … 1 大匙

喜歡的油
蒜油〔參考 p100〕… 適量
蔥油〔參考 p100〕… 適量
沙拉油 … 適量
蔥薑油〔參考 p100〕… 適量
等

喜歡的調味料
糖 … 1 大匙
市售的蠔油 … 3 大匙
等

熱量	蛋白質	脂肪	碳水化合物	食物纖維	鈣	鐵
165kcal	5.1g	10.9g	13.5g	3.9g	51mg	1.1mg

維生素A	維生素D	維生素B_1	維生素B_2	維生素C	食鹽
63μg	0.0μg	0.14mg	0.20mg	126mg	3.0g

THE TRICK IS TO BOIL THE VEGETABLES BEFORE FRYING.

作法

1. 蕪菁去皮，縱向切成月牙形。綠花椰菜切成小朵。蘆筍用削皮刀從根部削去 4 ～ 5cm 左右的粗皮。燒一鍋水，煮沸後放入相當於水量 3% 的鹽，然後依序放入蕪菁、蘆筍、綠花椰菜，分別煮至 7 分熟後，用濾網撈起來瀝乾。

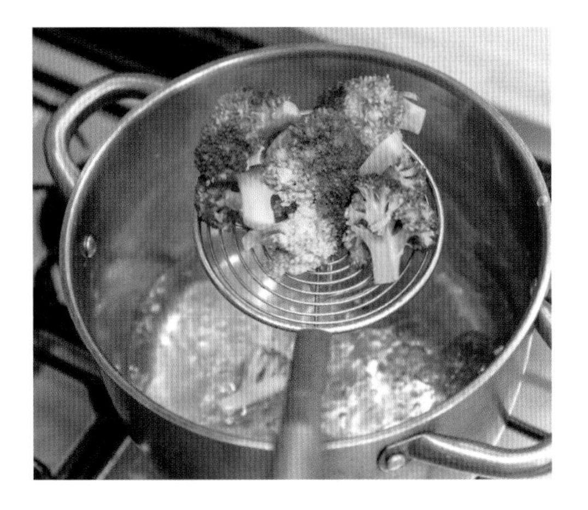

2. 豆芽菜清洗後用濾網撈起來瀝乾備用。甜椒縱向對切，去蒂去籽，再切成 1cm 寬的長條狀。準備好平底鍋和調理盆。在熱好的平底鍋中放入喜歡的油，然後將這兩種蔬菜分別炒好，放入調理盆中。

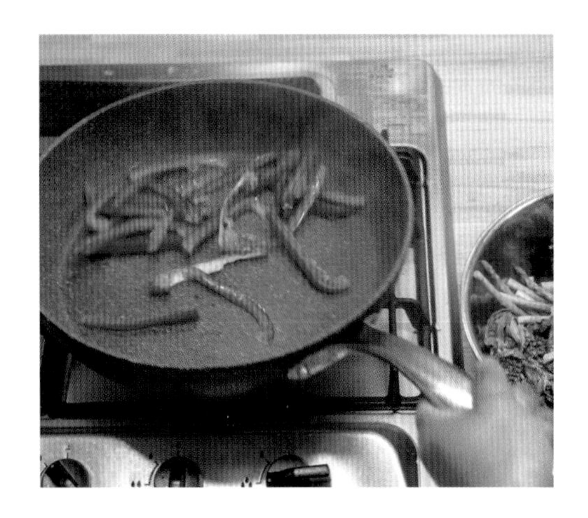

3. 將 **1** 的水煮蔬菜放入 **2** 的炒蔬菜調理盆中，拌好備用。

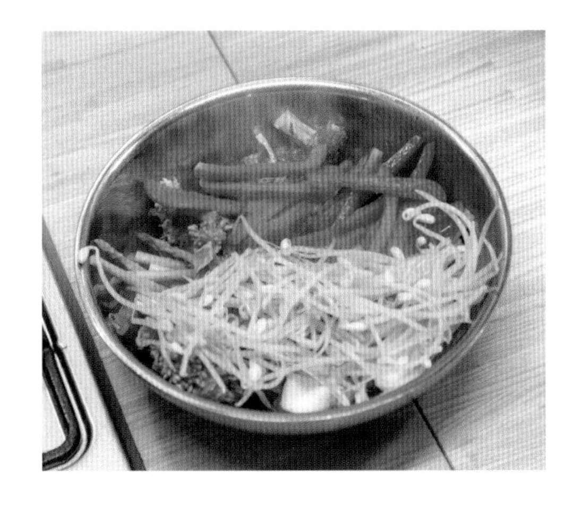

4. 平底鍋中放入鹽、醬油、喜歡的調味料，稍微加熱後，將 **3** 整個倒進去，調味。

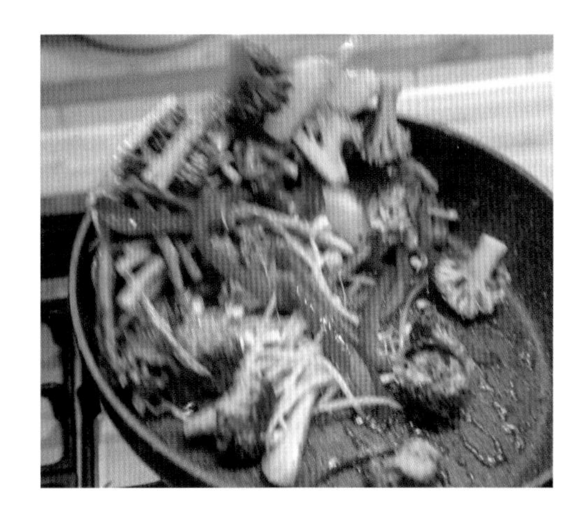

〔Point〕
· 體積大的蔬菜、不易煮熟的蔬菜，都先水煮一下。
· 不要將所有蔬菜一起放進去炒，而是各別分開來炒（因為炒熟的時間不一樣）。
· 先將喜歡的調味料和鹽、醬油混合好（以免味道不均勻）。

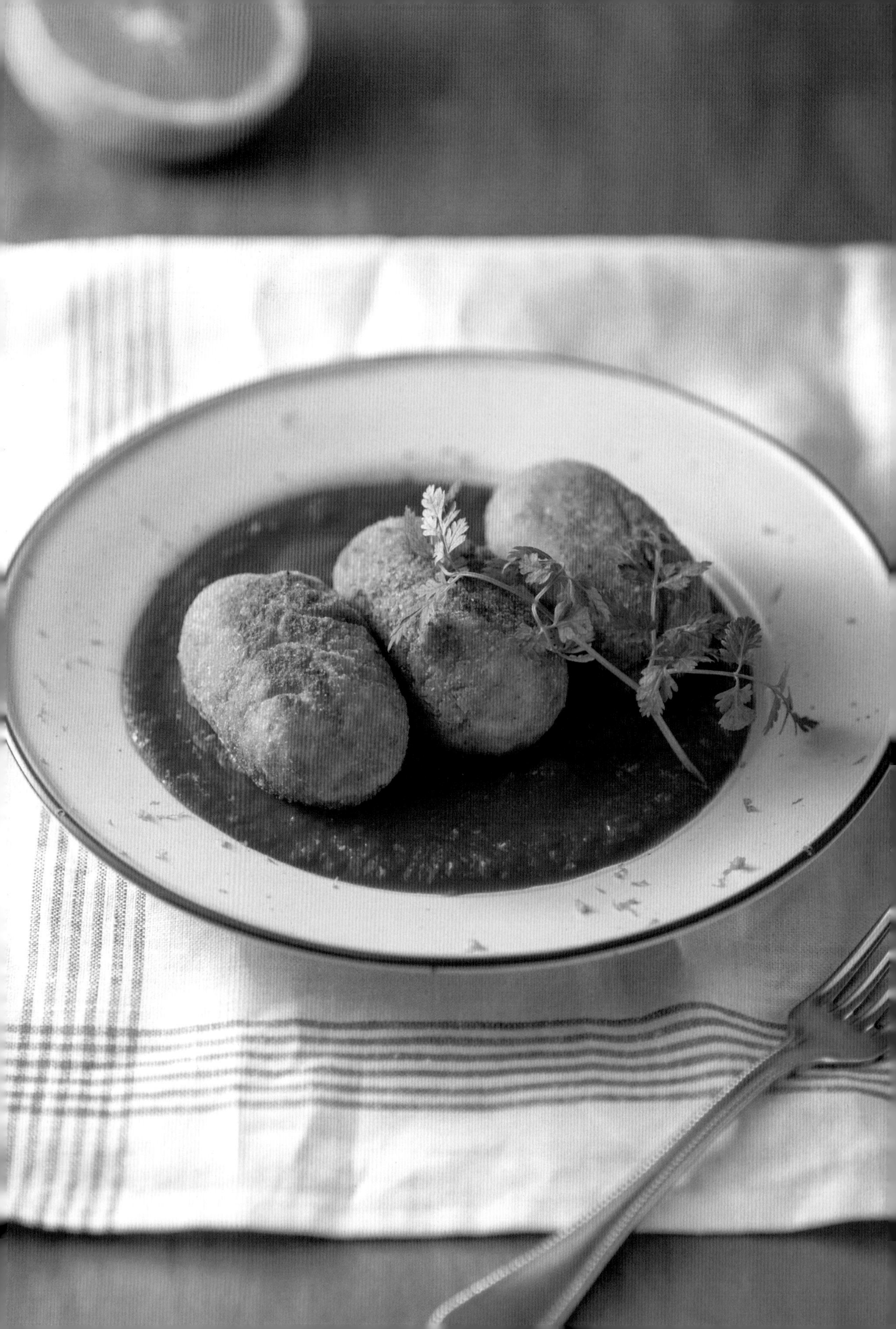

加碼的各種小菜料理

Side Dishes

為了讓發育時期的運動小子確實攝取熱量，除了主菜和蔬菜料理外，有必要加一些小菜。這裡介紹一系列以小朋友最愛的馬鈴薯、炸物為主的小菜，請多加利用。

CROQUETTE WITH TOMATO & ORANGE SAUCE

可樂餅佐番茄柳橙醬

裡面是鬆軟的媲美大廚手藝的炸肉餅，外面是酥脆又細致的麵衣。搭配加了柳橙汁的清爽番茄醬，就是上餐廳才吃得到的一道佳餚了。可樂餅做好後先不油炸，直接冷凍起來，可當成便當常備菜，隨時派上用場。

材料（4人份）

可樂餅
馬鈴薯…5顆
洋蔥…1顆
牛絞肉（豬絞肉也可以）…100g
鹽、胡椒…適量
美乃滋…50g
糖…1大匙
低筋麵粉…適量
蛋…1顆
麵包粉…適量
沙拉油（熱炒用）…適量
沙拉油（油炸用）…適量

醬料
番茄罐頭…1罐
洋蔥（切碎）…1/2顆
番茄醬…3.5大匙
醬油…適量
味醂…3大匙
柳橙汁…1顆份
沙拉油…適量

義大利巴西里…適量

作法

1. 洋蔥切碎。在熱好的平底鍋中倒入沙拉油，將洋蔥炒至金黃色後取出。

2. 再次於熱好的平底鍋中倒入沙拉油，再放入絞肉，炒散開來，然後放入**1**的洋蔥，拌勻。

3. 鍋中放入水、馬鈴薯，開始水煮馬鈴薯。待皮鬆脫，用竹籤可以順利刺進去後，取出，趁熱去皮。

4. 調理盆中放入**3**，用飯匙壓碎後，放入**2**、鹽、胡椒、美乃滋、糖，拌勻。

5. 將**4**分成12等分，揉成橢圓型，依序沾上低筋麵粉、蛋汁、麵包粉等麵衣。

6. 用160℃的沙拉油炸至金黃色。

7. 製作醬料。在熱好的平底鍋中倒入沙拉油，炒洋蔥，倒入番茄罐頭，煮至剩下1/3的湯汁，再放入番茄醬、醬油、味醂、柳橙汁調味。
※ 若不夠甜，可以加點糖。

8. 盤中放入**7**的醬汁，再放上**6**，撒上磨碎的柳橙皮，最後放上義大利巴西里。

熱量	蛋白質	脂肪	碳水化合物	食物纖維
509kcal	11.8g	28.9g	49.6g	3.8g
鈣	鐵	維生素A	維生素D	維生素B_1
32mg	1.9mg	31μg	0.3μg	0.23mg
維生素B_2	維生素C	食鹽		
0.18mg	65mg	1.6g		

馬鈴薯球燴蘑菇

POT

口感鬆軟又帶點Q彈，正是馬鈴薯球的迷人魅力。像蘑菇燴炸豆腐般，淋上勾芡的蘑菇，就變成一道很有分量感的小菜了。馬鈴薯球可以不炸而直接冷凍保存。

WIT

材料（4人份）

馬鈴薯…4～5顆
牛奶…30g
太白粉…30g
鹽…3g
胡椒…適量
太白粉（撒粉用）…適量
沙拉油（油炸用）…適量

香菇…1包
鴻喜菇…1包
金針菇…1包
※任何菇類皆可。

高湯〔參考p90〕…400g
味醂…2大匙
薄口醬油…2大匙
太白粉水…3大匙
山芹菜…適量

作法

1. 鍋中放入水、馬鈴薯，開始水煮馬鈴薯。待皮鬆脫，用竹籤可以順利刺進去後，取出，趁熱去皮。

2. 調理盆中放入 **1**，用飯匙壓碎後，放入鹽、胡椒、牛奶、太白粉，拌勻。

3. 將 **2** 分成8等分，揉成球狀，撒上太白粉。

4. 用170℃的沙拉油炸至金黃色後，盛盤。

5. 鍋中放入高湯、味醂、薄口醬油，拌勻。再放入香菇、鴻喜菇、金針菇，煮熟。

6. 放入太白粉水，煮至濃稠狀後，淋在 **4** 上面，再擺上山芹菜葉。

熱量	蛋白質	脂肪	碳水化合物	食物纖維
225kcal	5.1g	4.4g	43.2g	4.6g
鈣	鐵	維生素A	維生素D	維生素B_1
17mg	1.2mg	3μg	0.4μg	0.26mg
維生素B_2	維生素C	食鹽		
0.18mg	53mg	2.2g		

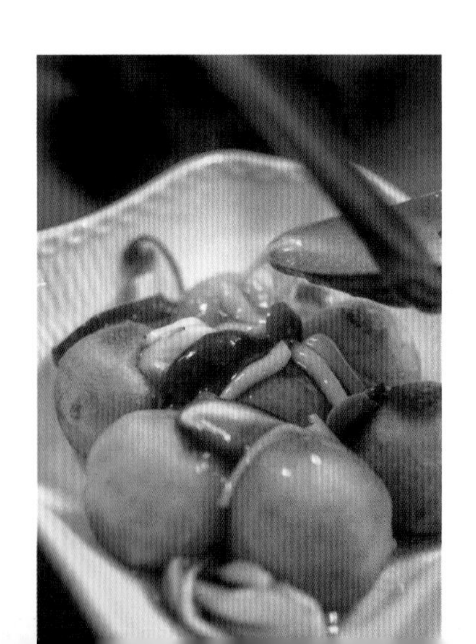

ANI

ATO BALL

H

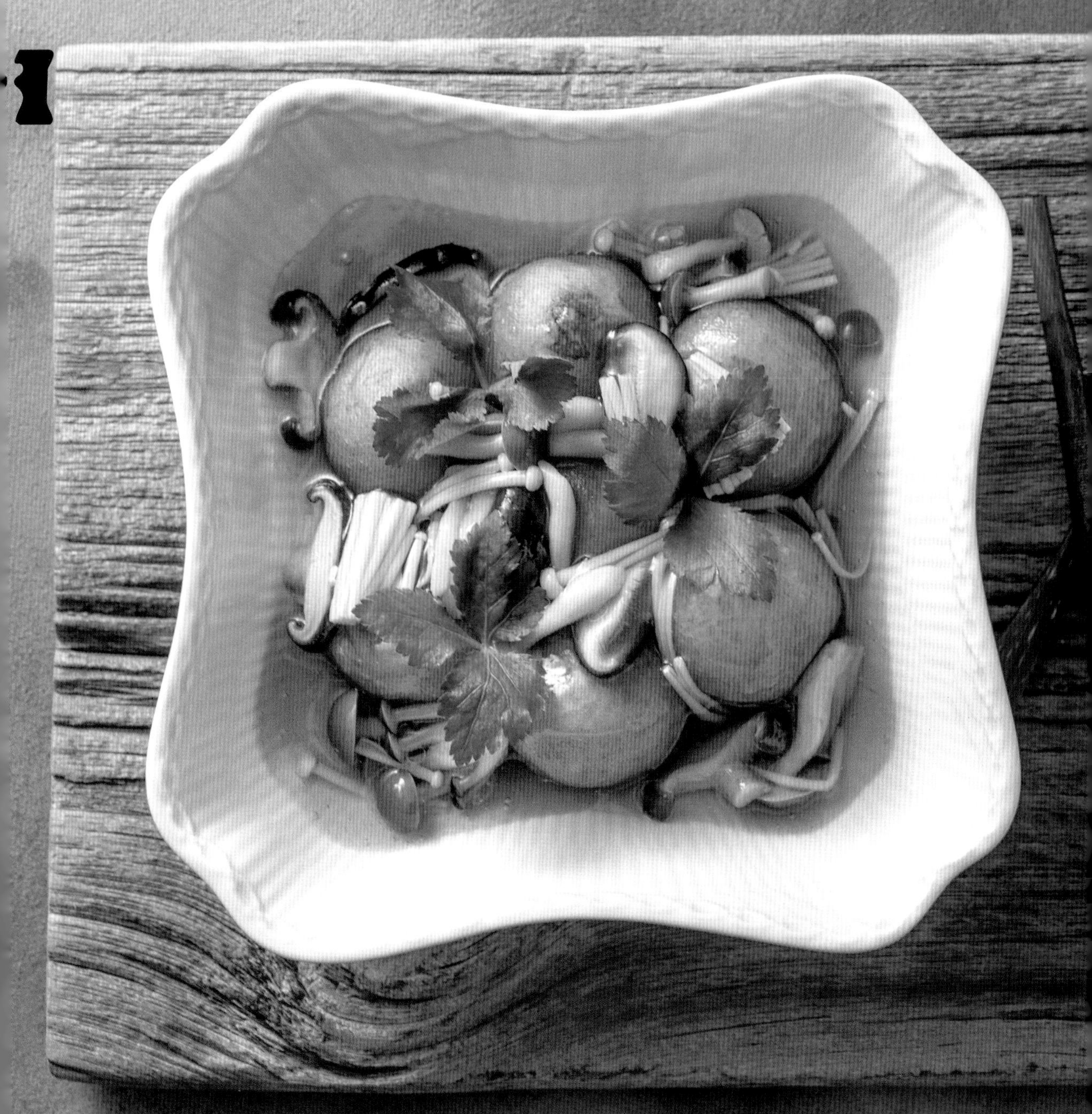

AKE SAUCE

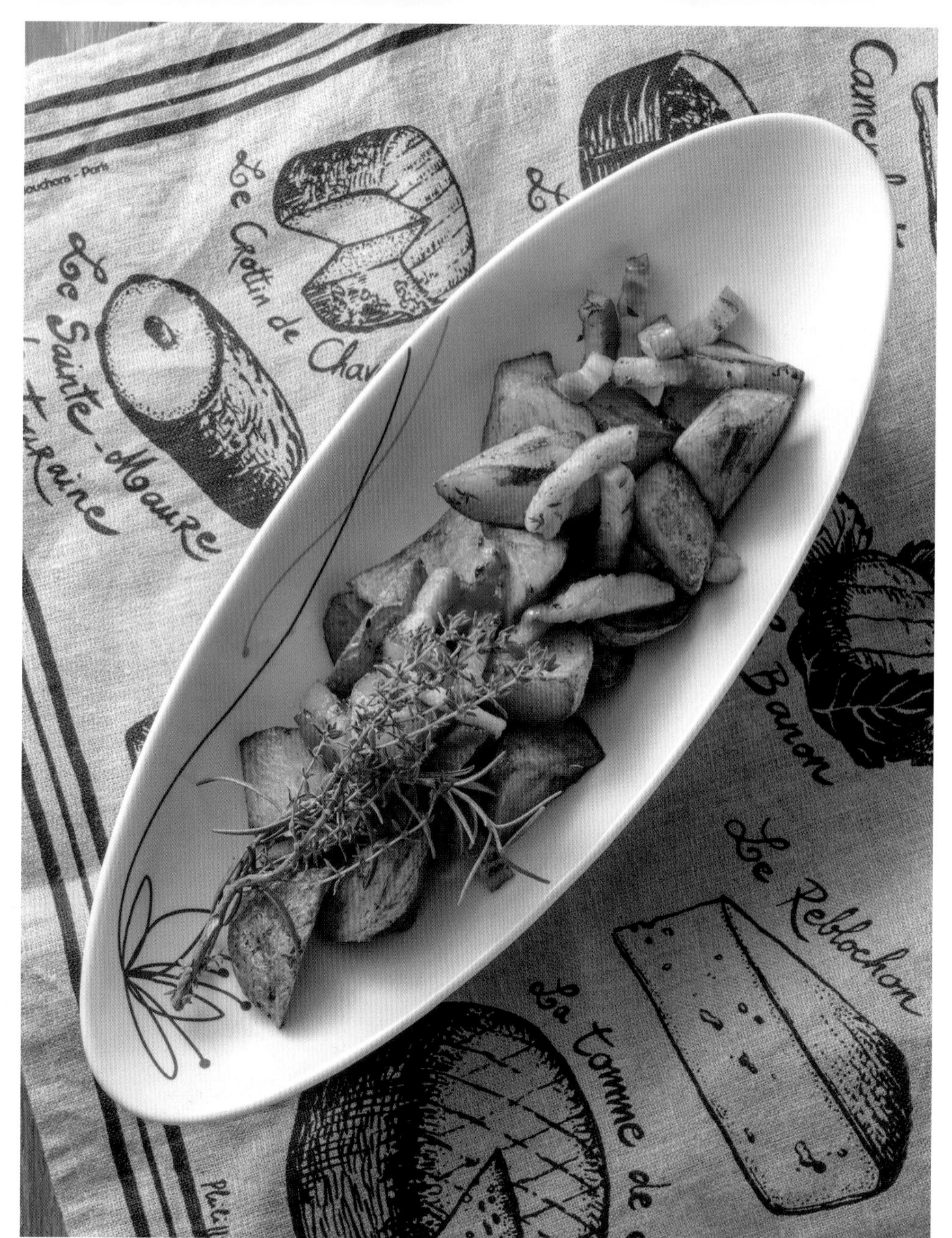

LYONNAISE POTATO

里昂風炸馬鈴薯

炸馬鈴薯是肉類料理的好搭檔。加上洋蔥、培根的鮮甜，便升級成一道可口小菜了。手做的美味，連挑嘴的小朋友都會上癮。

材料（3人份）

馬鈴薯…3顆
洋蔥（縱向切成月牙形）…1/2顆
培根…100g
奶油…適量
百里香、迷迭香等香草植物…適量
沙拉油（油炸用）…適量
沙拉油（熱炒用）…適量
鹽、胡椒…適量

作法

1. 馬鈴薯帶皮切成一口大小。培根切成細條狀。洋蔥用熱好的平底鍋油炒備用。
2. 鍋中放入馬鈴薯，然後放入常溫的沙拉油直到淹沒馬鈴薯，用小火慢慢炸至可用竹籤刺穿後，改用大火炸至酥脆。
3. 平底鍋中放入沙拉油，再放入培根、1的洋蔥、奶油、2的馬鈴薯，用鹽、胡椒、香草調味。

熱量	蛋白質	脂肪	碳水化合物	食物纖維
295kcal	6.7g	18.6g	25.8g	2.1g
鈣	鐵	維生素A	維生素D	維生素B_1
12mg	0.8mg	19μg	0.2μg	0.28mg
維生素B_2	維生素C	食鹽		
0.09mg	60mg	0.7g		

春捲

口感鬆脆，吃起來像零食、點心，讓人一口接一口停不下來的春捲。可隨個人喜好搭配辣醬油、伍斯特醬、甜辣醬、番茄醬等享用，也可冷凍保存，當成便當常備菜。

作法

1. 豬肉切成 5mm 寬。
2. 胡蘿蔔、鮮香菇、泡水後的竹筍切成 5cm 左右的細絲，韭菜切成 5cm 長。
3. 冬粉和乾木耳泡水回軟後，木耳切成細絲，冬粉切成合口大小。
4. 在熱好的平底鍋中放入蔥薑油、芝麻油，炒豬肉。
5. 豬肉炒熟後，依序放入胡蘿蔔、竹筍、鮮香菇、木耳、冬粉、韭菜，拌炒至韭菜軟化後，放入混合好的 **A** 調味料拌勻，再放入太白粉水勾芡。
6. 將 **5** 攤在方平底盤上散熱，然後畫上分成 10 等分的記號線。
7. 將低筋麵粉中放入 1/2 大匙的水，攪拌成漿糊備用。
8. 將春捲皮的一角對準自己，攤開，取出 **6** 的餡料的 1/10 量，呈細條狀地放在春捲皮上。拉起對準自己的這一角往後捲一圈，然後將左右端摺進來，再捲一圈。用足量的麵糊塗在春捲皮的邊緣，最後捲起來固定住。其餘的春捲也以同樣方式包好。
9. 鍋中倒入沙拉油，加熱至 170℃後，放入 **8** 的春捲，以中火炸 7 ～ 8 分鐘至外皮香酥脆即可。

PRING
OLLOS

材料（4 人份）

豬肉 … 200g
胡蘿蔔 … 1/2 根
韭菜 … 半把
竹筍 … 200g
鮮香菇 … 4 朵
冬粉 … 40g
乾木耳 … 10g
太白粉水 … 適量
蔥薑油〔參考 p100〕 … 適量
芝麻油 … 適量

A
糖 … 2 大匙
濃口醬油 … 2 大匙
酒 … 2 大匙
味醂 … 1 大匙
芝麻油 … 適量
市售的蠔油 … 2 小匙
雞湯〔參考 p94〕 … 200cc

低筋麵粉（調成漿糊用） … 1 大匙
春捲皮 … 1 袋（10 片）
沙拉油（油炸用） … 適量

熱量	蛋白質	脂肪	碳水化合物
413kcal	16.7g	13.9g	54.5g
食物纖維	鈣	鐵	維生素A
6.0g	44mg	2.3mg	163μg
維生素D	維生素B_1	維生素B_2	
2.4μg	0.46mg	0.27mg	
維生素C	食鹽		
8mg	1.7g		

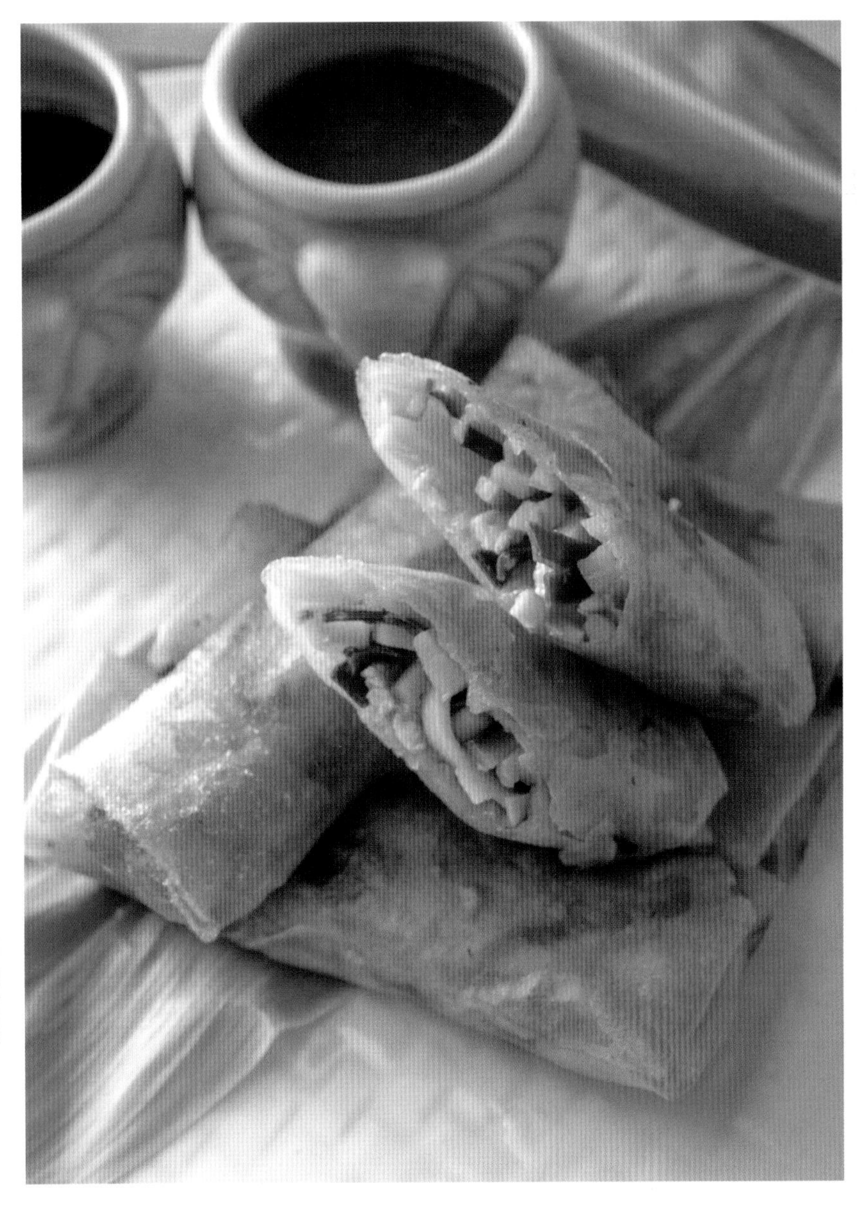

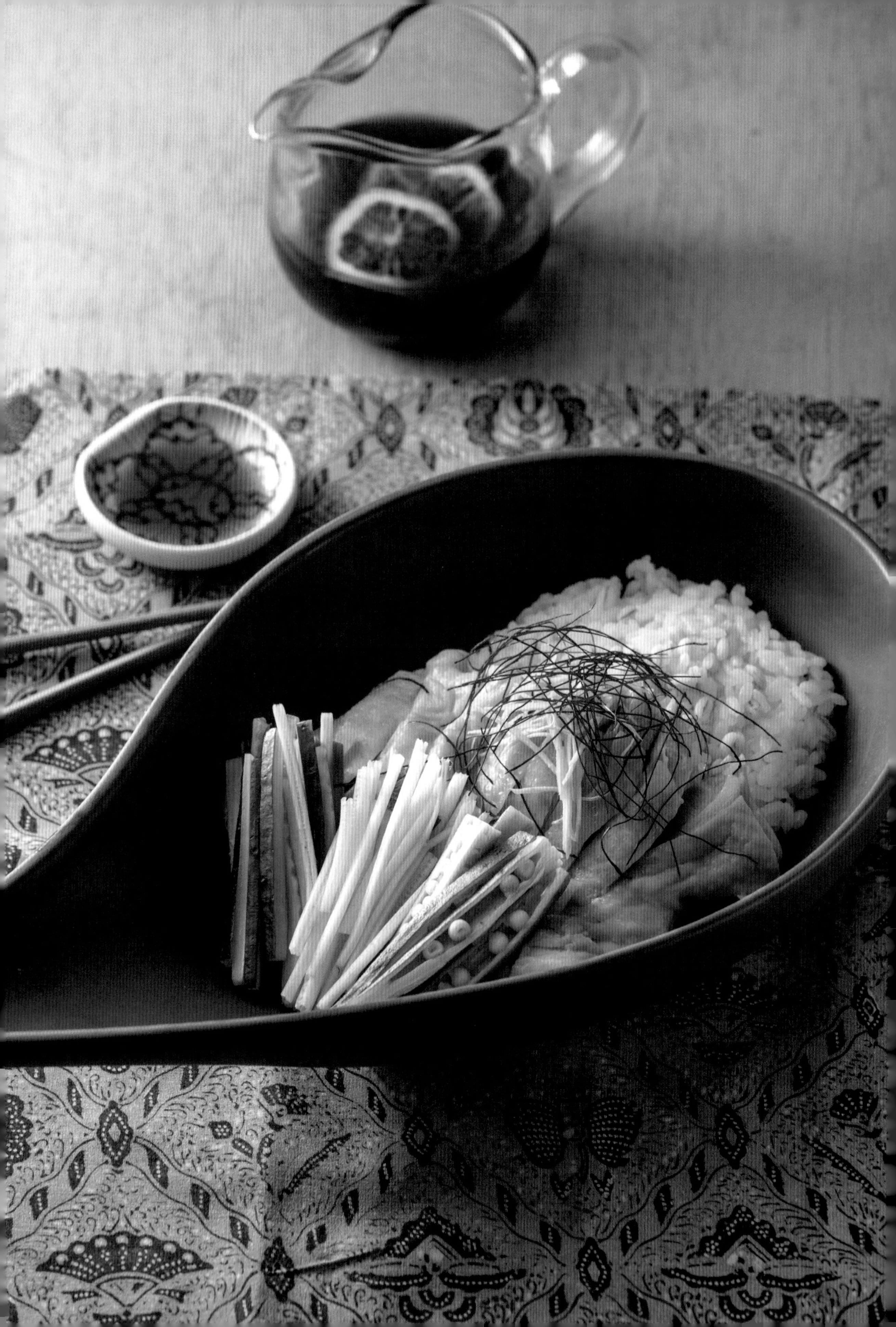

丼飯與各種米飯料理

Donburi & Rice Dishes

光吃一碗丼飯或一道米飯料理就能有飽足感，是忙碌時快速端上桌，餵飽饑腸轆轆小子的方便料理。想要兼顧營養均衡或增加熱量時，可以再準備一道蔬菜料理或一道小菜來搭配。

SINGAPORE CHICKEN RICE

海南雞飯

使用微波爐便能輕鬆搞定的海南雞飯，是一道看起來夠分量的快速料理。利用雞肉來攝取優質的蛋白質，再於調味過的米飯中加一點麥片，營養立馬升級！

材料（3 人份）

雞腿肉 … 3 片
鹽、胡椒 … 適量
紹興酒（日本酒也可以）… 100cc

米 … 3 杯
蔥薑油〔參考 p100〕… 1 大匙
薄口醬油 … 1 大匙

小黃瓜（切絲）… 1/2 根
白芹 … 1 包（50g）
秋葵 … 3 條
辣椒絲 … 適量

關島醬〔參考 p101〕… 適量

作法

1. 在雞腿肉上撒鹽、胡椒備用。小黃瓜、白芹切成細絲。秋葵去蒂後稍微汆燙一下，縱向對切備用。
2. 取一耐熱調理盆，放入雞腿肉、紹興酒，再以微波爐（以 600w 微波 7 ～ 8 分鐘）煮熟。取出，將雞腿肉與湯汁分開，湯汁放涼。
3. 電鍋中放入洗好的米、**2** 的湯汁、蔥薑油、薄口醬油。配合電鍋的用水量（3 杯米），放入足量的水後開始煮。
4. 煮好後，將 **2** 的雞腿肉放入 **3** 的電鍋中，以餘熱加熱。
5. 加熱 10 ～ 20 分鐘後，從 **4** 的電鍋中取出雞腿肉，切成合口大小。
6. 盤中放入米飯和 **5**，再放上秋葵、小黃瓜、白芹，最上面放辣椒絲，旁邊放一碟關島醬。

熱量	蛋白質	脂肪	碳水化合物	食物纖維
974kcal	41.7g	33.4g	115.9g	2.0g
鈣	鐵	維生素A	維生素D	維生素B_1
44mg	1.8mg	94μg	0.8μg	0.29mg
維生素B_2	維生素C	食鹽		
0.36mg	11mg	2.6g		

GOLDEN FRIED RICE

粒粒分明的黃金炒飯

這裡介紹一招行家祕技，讓你在家也能炒出大廚級的美味炒飯。只要將調味料、材料事先放進調理盆中拌好再炒，便能炒得均勻且米飯粒粒分明。很適合帶便當喔！

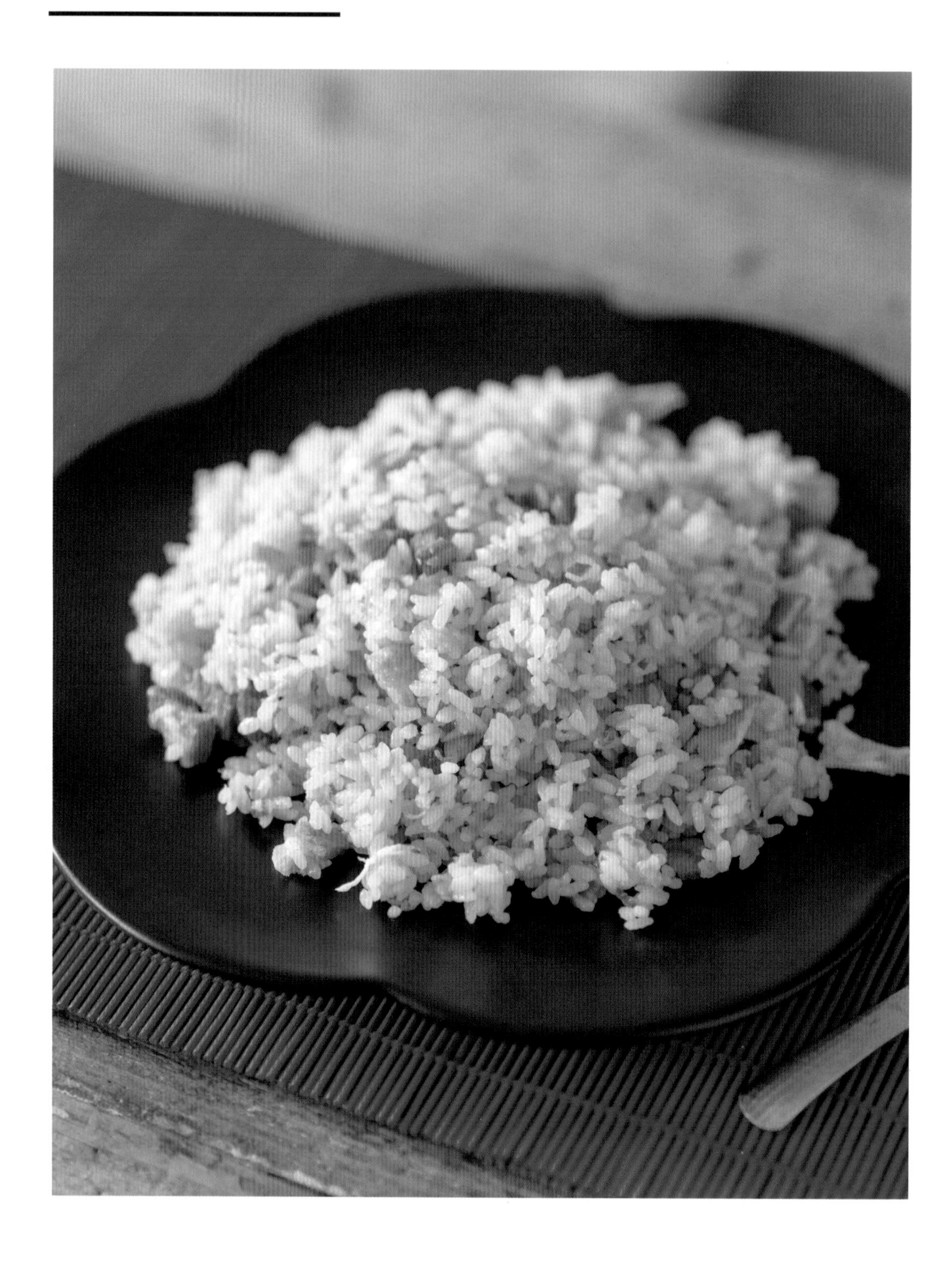

FRiED RiCE.

熱量	蛋白質	脂肪	碳水化合物	食物纖維	鈣	鐵
860kcal	25.6g	29.6g	115.4g	1.3g	58mg	2.1mg

維生素A	維生素D	維生素B_1	維生素B_2	維生素C	食鹽
114μg	1.6μg	0.48mg	0.45mg	11mg	2.1g

材料（2人份）

叉燒肉 … 70～100g
蛋 … 3顆
蔥（任何蔥皆可）… 適量
醬油 … 1～2小匙
沙拉油 … 適量
米飯 … 2杯
蔥油〔參考p100〕… 適量
※芝麻油也可以。

作法

1. 叉燒肉切成4mm小丁。蔥切碎。

2. 調理盆中放入溫溫的飯。

3. 平底鍋中放入沙拉油，再放入蛋，炒散，炒至半熟時，倒入放米飯的調理盆中。

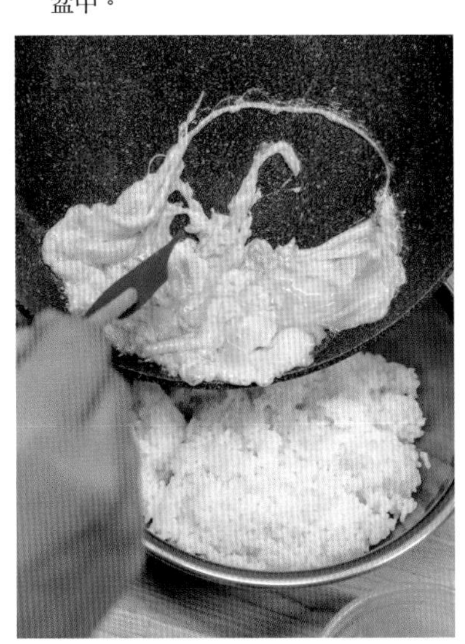

4. 將1放入3中，拌勻。

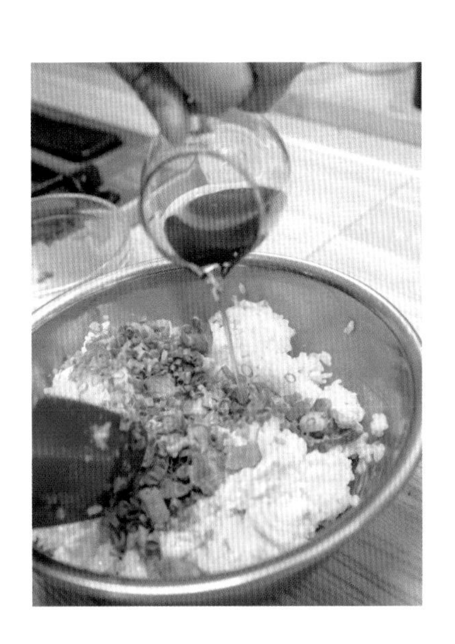

5. 待蛋末分散均勻後，整個倒回平底鍋中，以中火炒至米飯粒粒分明。
※用大湯勺的背面輕輕攪散米飯。

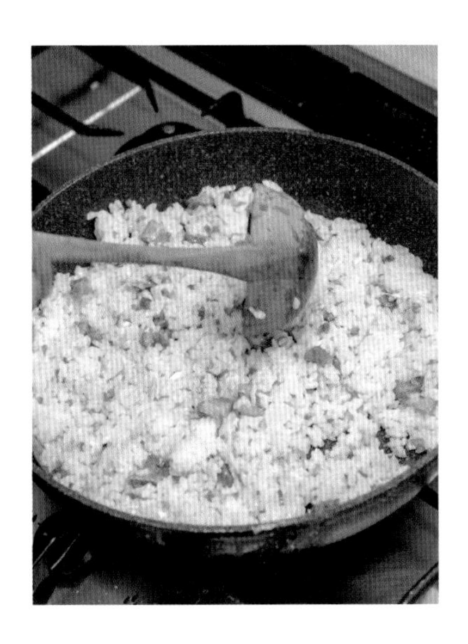

6. 最後將蔥油、醬油沿鍋邊畫圈倒入，輕輕翻鍋一下，盛盤。

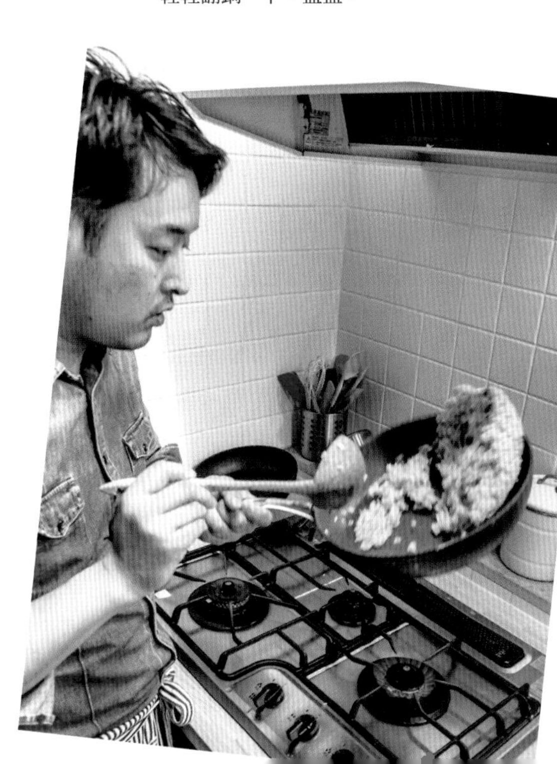

PROFESSIONAL TIPS
JUST MIX
ALL THE INGREDIENTS IN THE BOWL!

隔夜法式蔬菜燉肉咖哩

LEFTOVERS POT-AU-FEU CURRY

這是利用 p84「滿滿鮮蔬的法式蔬菜燉肉鍋」所做成的咖哩。當煮太多蔬菜燉肉鍋而沒吃完時，隔天就能直接拿來做成這道咖哩。蔬菜和雞湯的鮮甜經過一個晚上更入味，就能化身成一道濃郁且入口即化的咖哩了。

材料（3 人份）

牛肉 … 300g
洋蔥 … 1 顆
法式蔬菜燉肉鍋〔參考 p84〕的剩餘部分 … 適量
蒜油〔參考 p100〕… 適量
咖哩粉 … 適量
雞湯〔參考 p94〕… 400 ～ 600cc
印度綜合香料、孜然等喜歡的咖哩香料 … 適量
米飯 … 適量

作法

1. 將剩餘的法式蔬菜燉肉鍋用調理機打成糊狀。

2. 鍋中放入蒜油，炒牛肉。炒熟後取出。

3. **2** 的鍋中再次放入蒜油，炒切成月牙形的洋蔥。炒熟後，將 **1** 和 **2** 的牛肉放進去，拌勻。

4. 放入雞湯，調整味道的濃淡後，煮沸。

5. 放入咖哩粉，調味。
※ 放入咖哩香料，味道會更道地。

6. 盤中盛飯，再淋上 **5**。

熱量	蛋白質	脂肪	碳水化合物	食物纖維	鈣	鐵	維生素A	維生素D	維生素B_1	維生素B_2	維生素C	食鹽
872kcal	28.3g	24.8g	126.5g	3.6g	77mg	3.7mg	116μg	0.0μg	0.20mg	0.26mg	10mg	0.1g

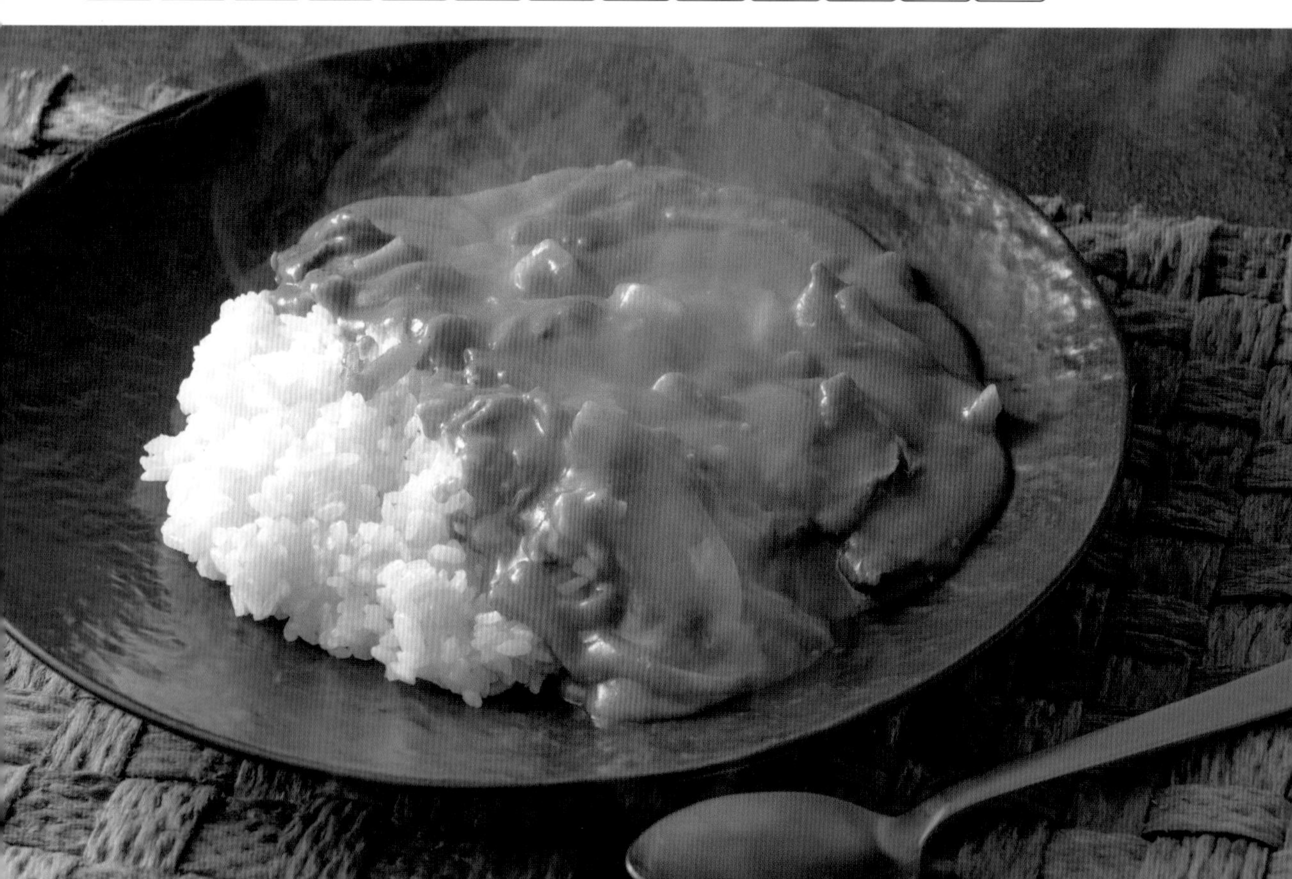

牛蒡牛肉
米漢堡

外出時，如果覺得光帶飯糰，分量稍嫌不足時，飯菜合一的米漢堡便是絕佳選擇。用平底鍋將米飯的表面煎得焦香脆，再夾進炒牛蒡、炒牛肉、生菜等，分量保證大滿足。

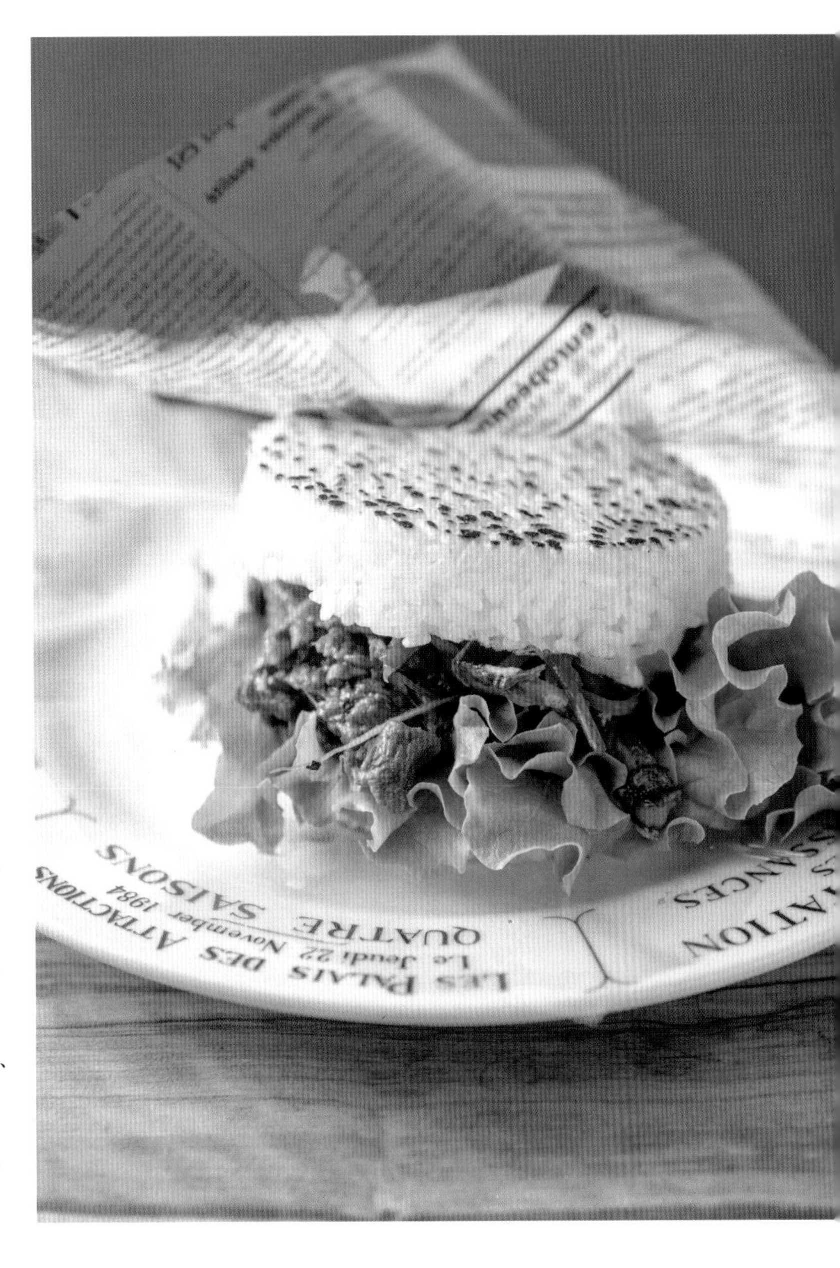

材料（4 人份）

牛肉（切薄片）… 300g
鹽、胡椒 … 適量

牛蒡 … 1～2 根
胡蘿蔔 … 1/3 根
蒜油〔參考 p100〕… 適量
醬油 … 1 大匙
Ucky's 萬用醬〔參考 p101〕… 50g

米飯 … 1 杯
葉萵苣 … 適量
美乃滋 … 適量

作法

1. 牛肉撒上鹽、胡椒備用。牛蒡切絲，泡水去澀味。胡蘿蔔切絲備用。

2. 平底鍋中放入蒜油，將 **1** 的牛蒡、胡蘿蔔炒軟後，取出。

3. 同一口平底鍋中再次放入蒜油，炒 **1** 的牛肉。

4. 將 **2** 放回平底鍋中，再放入 Ucky's 萬用醬、醬油，調味後取出。

5. 將 **4** 的平底鍋中的油脂稍微擦掉，再放入蒜油，然後將整理成圓型的白飯煎至表面焦香脆，做成米漢堡。

6. 取出煎好的米漢堡，放上葉萵苣和 **4** 的餡料，擠上美乃滋，再蓋上一片米漢堡即可。

熱量	蛋白質	脂肪	碳水化合物	食物纖維	鈣	鐵
781kcal	18.9g	38.3g	84.4g	3.6g	37mg	2.5mg

維生素A	維生素D	維生素B_1	維生素B_2	維生素C	食鹽
90μg	0.0μg	0.13mg	0.22mg	4mg	2.1g

KINPIRA BEEF RICE BURGER

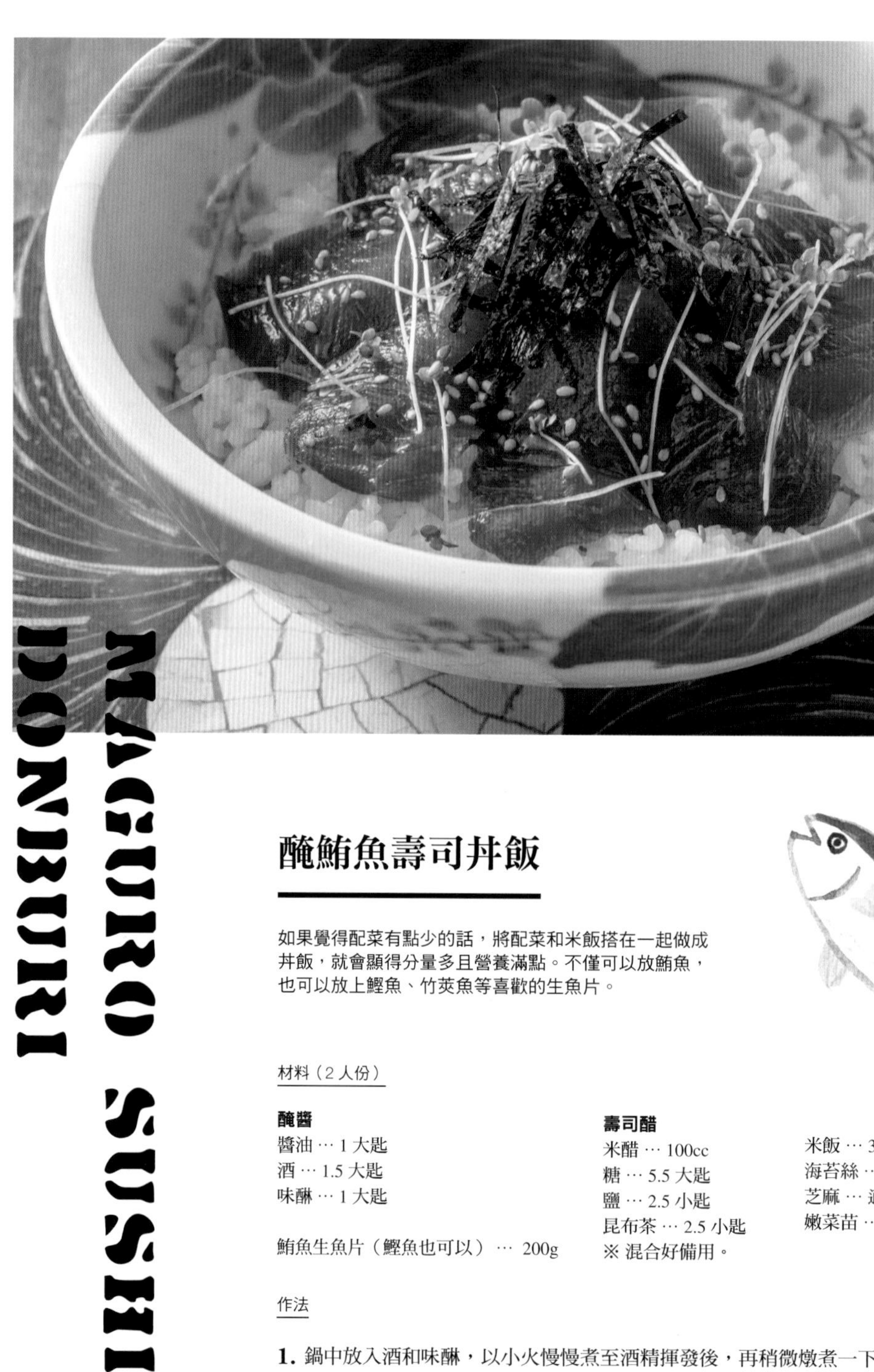

MAGURO SUSHI DONBURI

醃鮪魚壽司丼飯

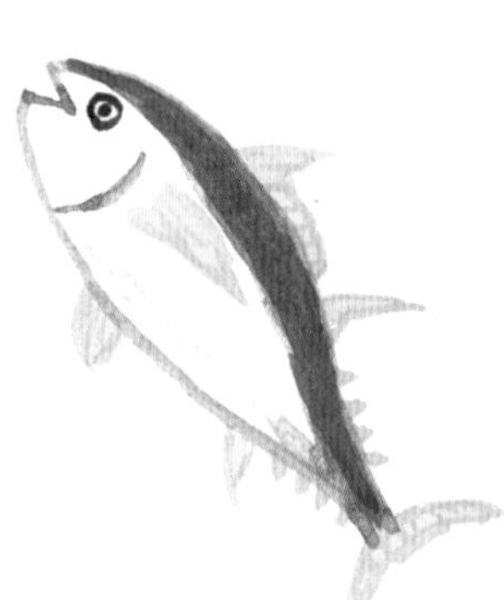

如果覺得配菜有點少的話，將配菜和米飯搭在一起做成丼飯，就會顯得分量多且營養滿點。不僅可以放鮪魚，也可以放上鰹魚、竹莢魚等喜歡的生魚片。

材料（2人份）

醃醬
醬油 … 1 大匙
酒 … 1.5 大匙
味醂 … 1 大匙

鮪魚生魚片（鰹魚也可以） … 200g

壽司醋
米醋 … 100cc
糖 … 5.5 大匙
鹽 … 2.5 小匙
昆布茶 … 2.5 小匙
※ 混合好備用。

米飯 … 3 杯
海苔絲 … 適量
芝麻 … 適量
嫩菜苗 … 適量

作法

1. 鍋中放入酒和味醂，以小火慢慢煮至酒精揮發後，再稍微燉煮一下，加入醬油。

2. 待 **1** 放涼後，將鮪魚生魚片放進去，醃漬 10 ～ 15 分鐘。

3. 調理盆中放入剛煮好的飯，再一點一點放入壽司醋，同時切拌均勻。
※ 調成喜歡的味道。

4. 碗中放入 **3**，再放上 **2** 的鮪魚，最後放上海苔絲、芝麻、嫩菜苗。

熱量	蛋白質	脂肪	碳水化合物	食物纖維	鈣	鐵
648kcal	28.0g	2.1g	122.2g	1.3g	36mg	2.2mg

維生素A	維生素D	維生素B_1	維生素B_2	維生素C	食鹽
13μg	4.8μg	0.20mg	0.13mg	1mg	3.8g

TERIYAKI DONBURI

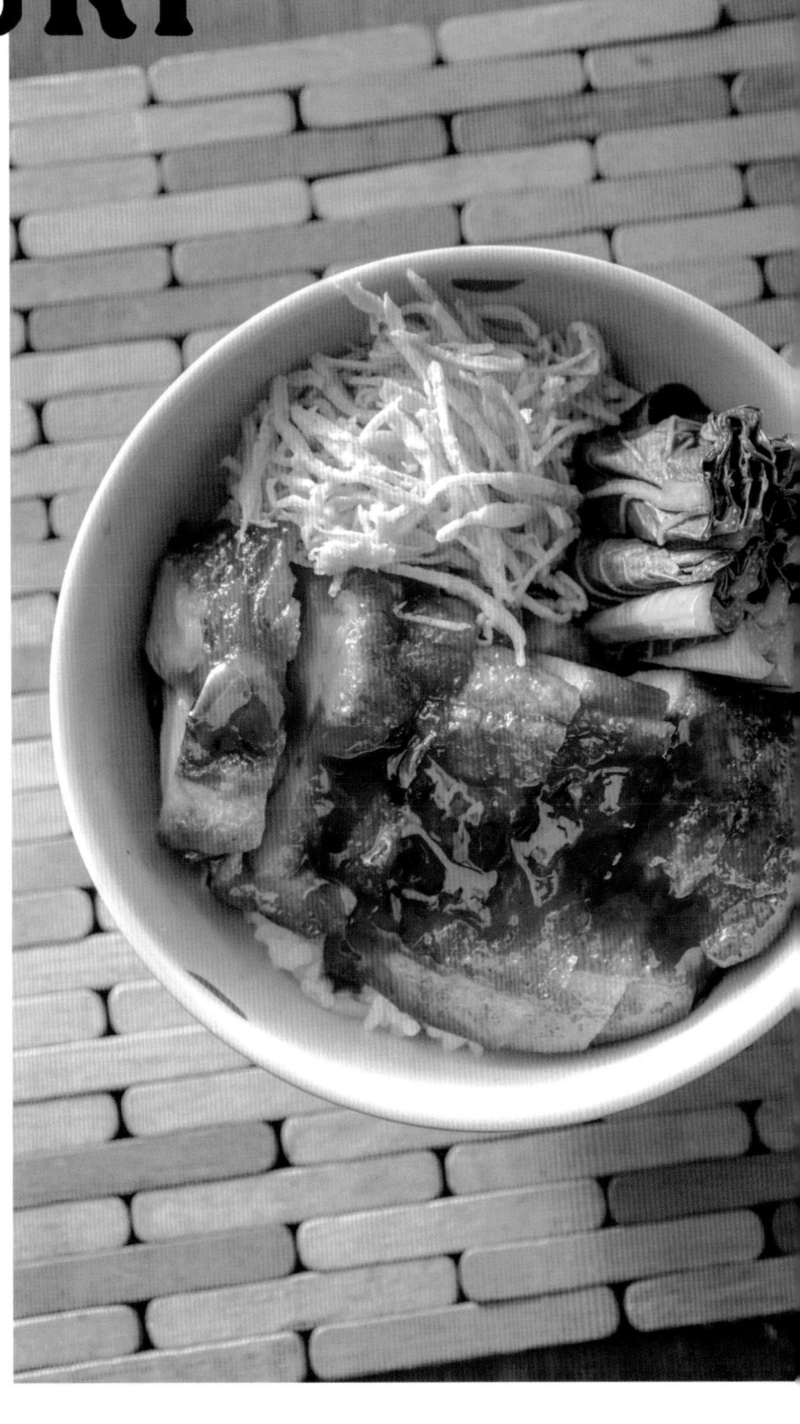

照燒雞腿丼飯

照燒雞腿加上青菜、蛋，我大推這樣的丼飯，一碗就有均衡的營養。Q 彈的雞肉搭配芳香的照燒醬，超級下飯。就連不愛吃青菜的小朋友，都能一下嗑掉大半碗。

材料（2 人份）

雞腿肉 … 2 塊
鹽、胡椒 … 適量
低筋麵粉 … 適量
蒜油〔參考 p100〕… 適量
Ucky's 萬用醬〔參考 p101〕… 100cc

蛋 … 2 顆
太白粉水 … 1 小匙
鹽（煎蛋用）… 1 小撮
沙拉油 … 適量
小松菜 … 1/3 把
※ 使用當令鮮蔬。

作法

1. 雞腿肉撒上鹽、胡椒、低筋麵粉。
2. 小松菜用熱水快速煮一下，瀝乾，切成 3cm 長。
3. 平底鍋中放入蒜油，將 **1** 的雞腿肉皮面朝下放入，以中火開始煎。
4. 待兩面都煎出焦色後，邊淋上 Ucky's 萬用醬邊煮熟。
5. 取一口鐵氟龍鍋，薄塗一層沙拉油，將蛋、鹽、太白粉水混合起來的汁液，盡可能薄薄地倒入鍋中。
6. 不要煎出焦色，煎好一面就倒在砧板上，然後切絲。
7. 將煮好的飯盛入碗中，放上切成一口大小的 **4**，再放上 **2**、**6**。最後淋上 **4** 所剩下的醬汁。

熱量	蛋白質	脂肪	碳水化合物	食物纖維	鈣	鐵
966kcal	38.1g	42.6g	98.1g	1.5g	54mg	2.6mg

維生素A	維生素D	維生素B_1	維生素B_2	維生素C	食鹽
223μg	1.5μg	0.26mg	0.52mg	13mg	3.4g

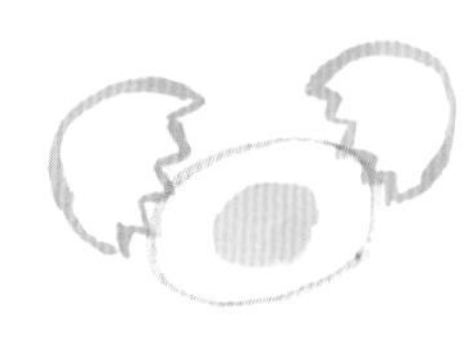

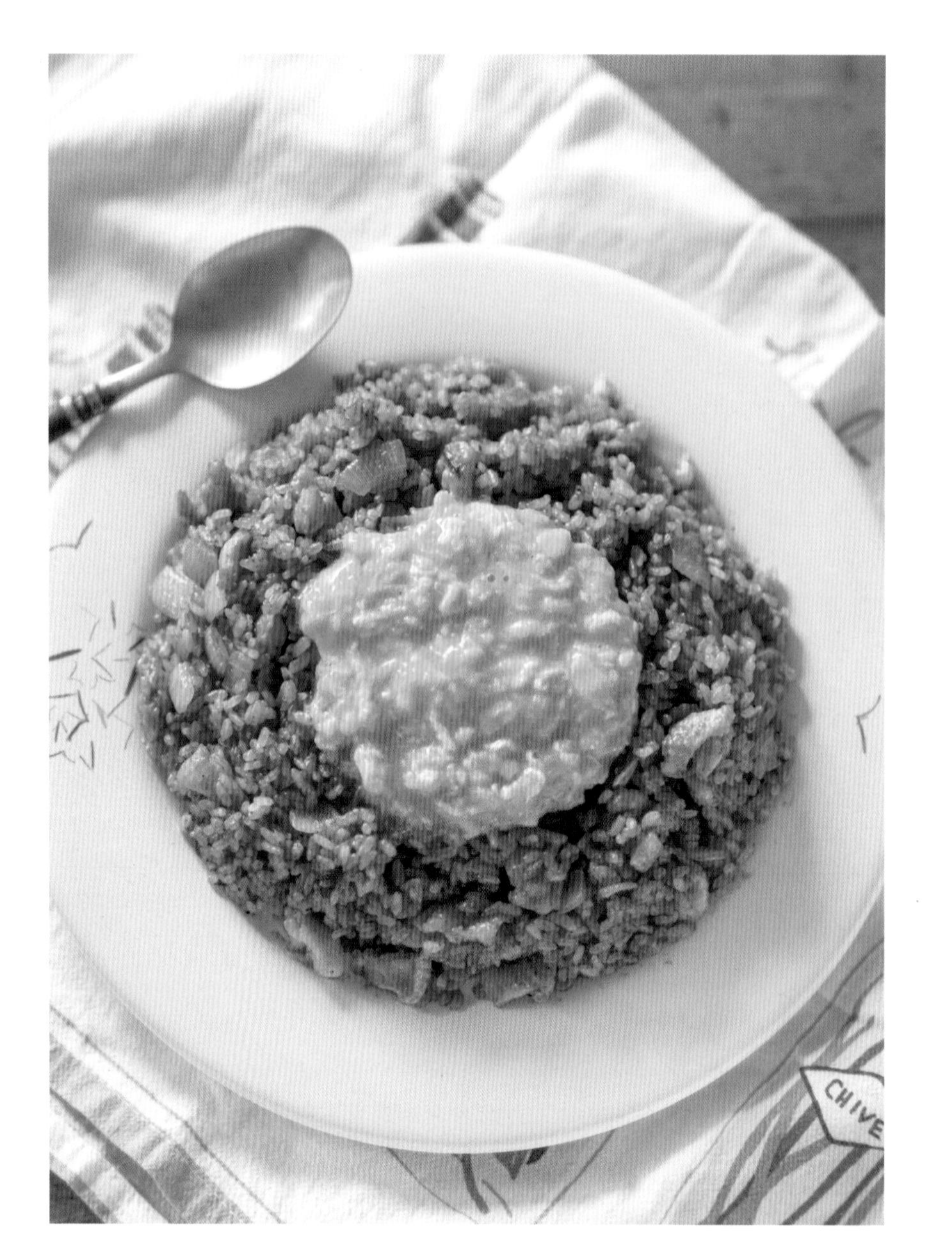

MELTY EGG OMELETTE RICE

另類蛋包飯

將半熟的蛋糊放進雞肉飯圍起來的圓圈中央，然後吃一口飯配一口攪開來的蛋糊，也算是一種另類的蛋包飯吧。金黃色的蛋糊令人食指大動。這道大人小孩都愛吃的料理也是我的得意之作，大推！

材料（2 人份）

雞肉飯
雞肉 … 100g
洋蔥 … 1/4 顆
胡蘿蔔 … 1/3 根
芹菜 … 1/2 根
番茄醬 … 5.5 大匙
喜歡的醬料（豬排醬）… 2 大匙
奶油 … 40g
醬油 … 2 小匙
鹽、胡椒 … 適量
蒜油〔參考 p100〕… 適量
加熱好的飯 … 2 人份

蛋糊
蛋 … 1 顆
鹽 … 1 小撮
糖 … 1 小撮
沙拉油 … 1 小匙

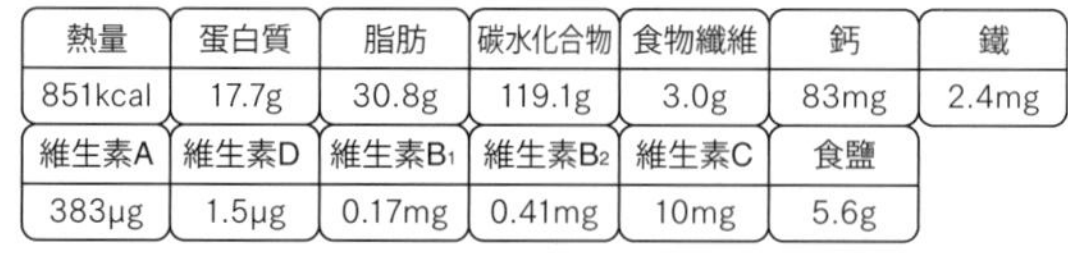

熱量	蛋白質	脂肪	碳水化合物	食物纖維	鈣	鐵
851kcal	17.7g	30.8g	119.1g	3.0g	83mg	2.4mg

維生素A	維生素D	維生素B_1	維生素B_2	維生素C	食鹽
383μg	1.5μg	0.17mg	0.41mg	10mg	5.6g

作法

CHEF'S RECOMMENDATION!

1. 雞肉先撒上 1 小撮的鹽、胡椒，再切成 1cm 小丁。洋蔥、胡蘿蔔、芹菜切碎。

2. 在熱好的平底鍋中倒入蒜油，以中火炒雞肉，炒至 7 分熟後，取出，放入調理盆中。

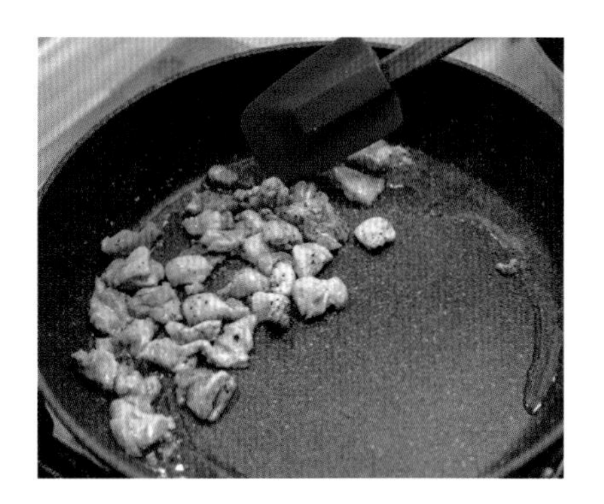

3. 在同一口平底鍋中放入奶油，再放入洋蔥炒軟。放入胡蘿蔔、芹菜，全部炒熟後，放入 **2** 的調理盆中，再將熱好的飯放進去。

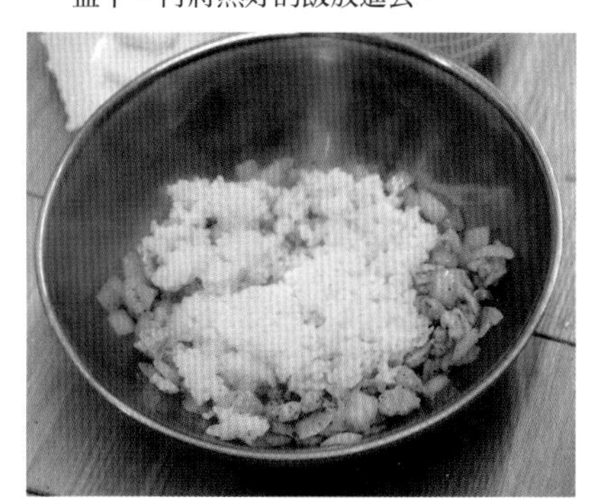

4. 繼續放入番茄醬、喜歡的醬料、鹽、胡椒、醬油，拌勻並調味。

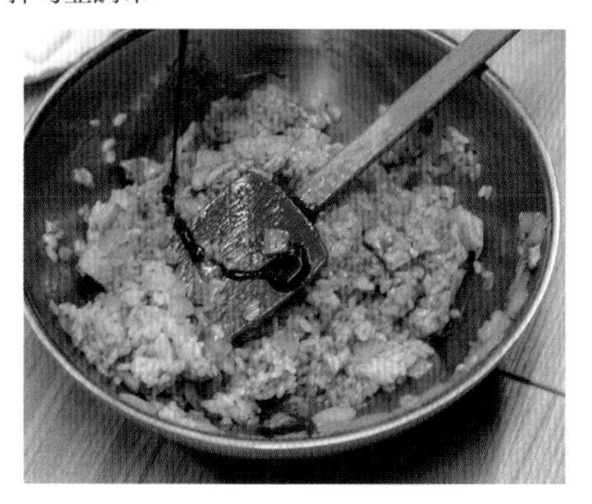

5. 平底鍋中放入 **4**，以中火炒熟，盛盤。

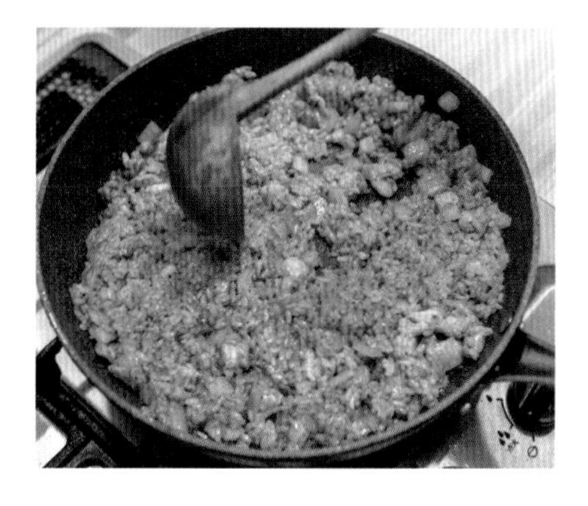

6. 調理盆中放入蛋、鹽、糖，拌勻。在熱好的平底鍋中放入沙拉油，再放入蛋汁，攪拌，待蛋汁開始凝固時，熄火，用餘熱攪拌成糊狀。

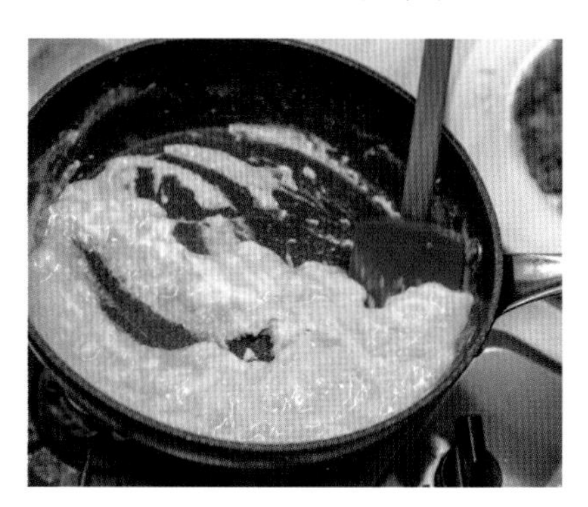

7. 在已盛盤的雞肉飯中央挖一個洞，將蛋糊放進去即可。

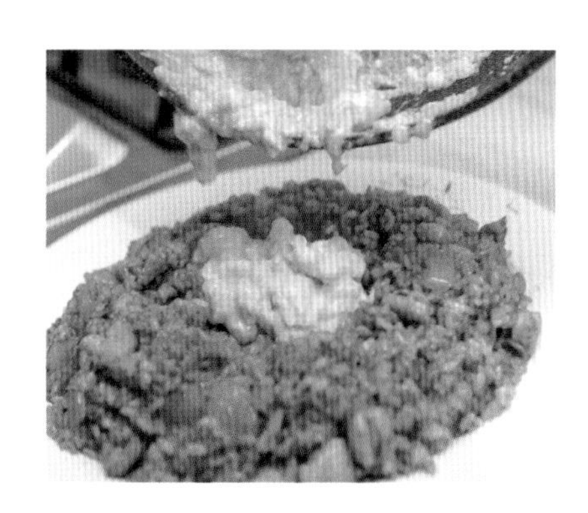

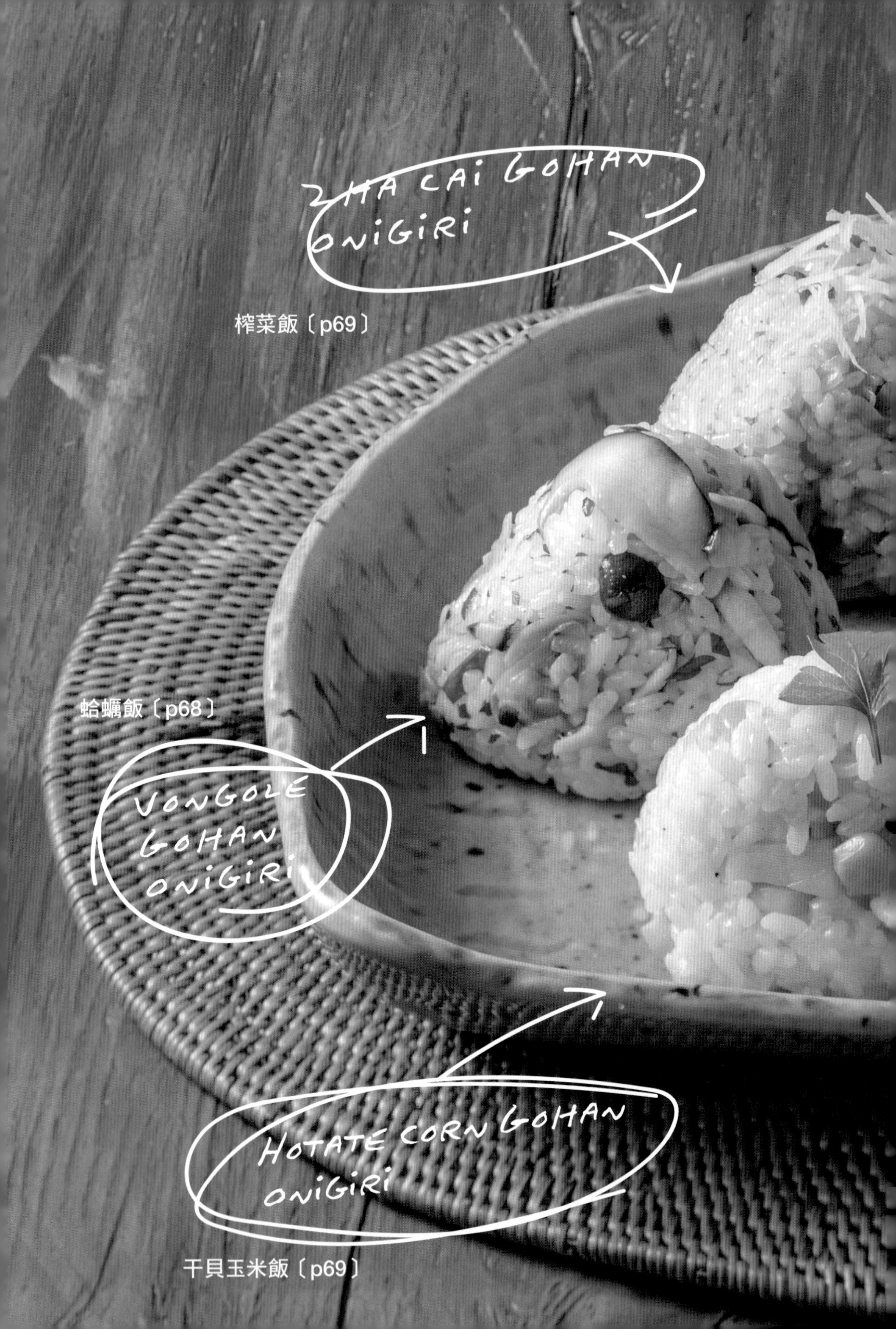

ZHA CAI GOHAN
ONIGIRI

榨菜飯〔p69〕

蛤蠣飯〔p68〕

VONGOLE
GOHAN
ONIGIRI

HOTATE CORN GOHAN
ONIGIRI

干貝玉米飯〔p69〕

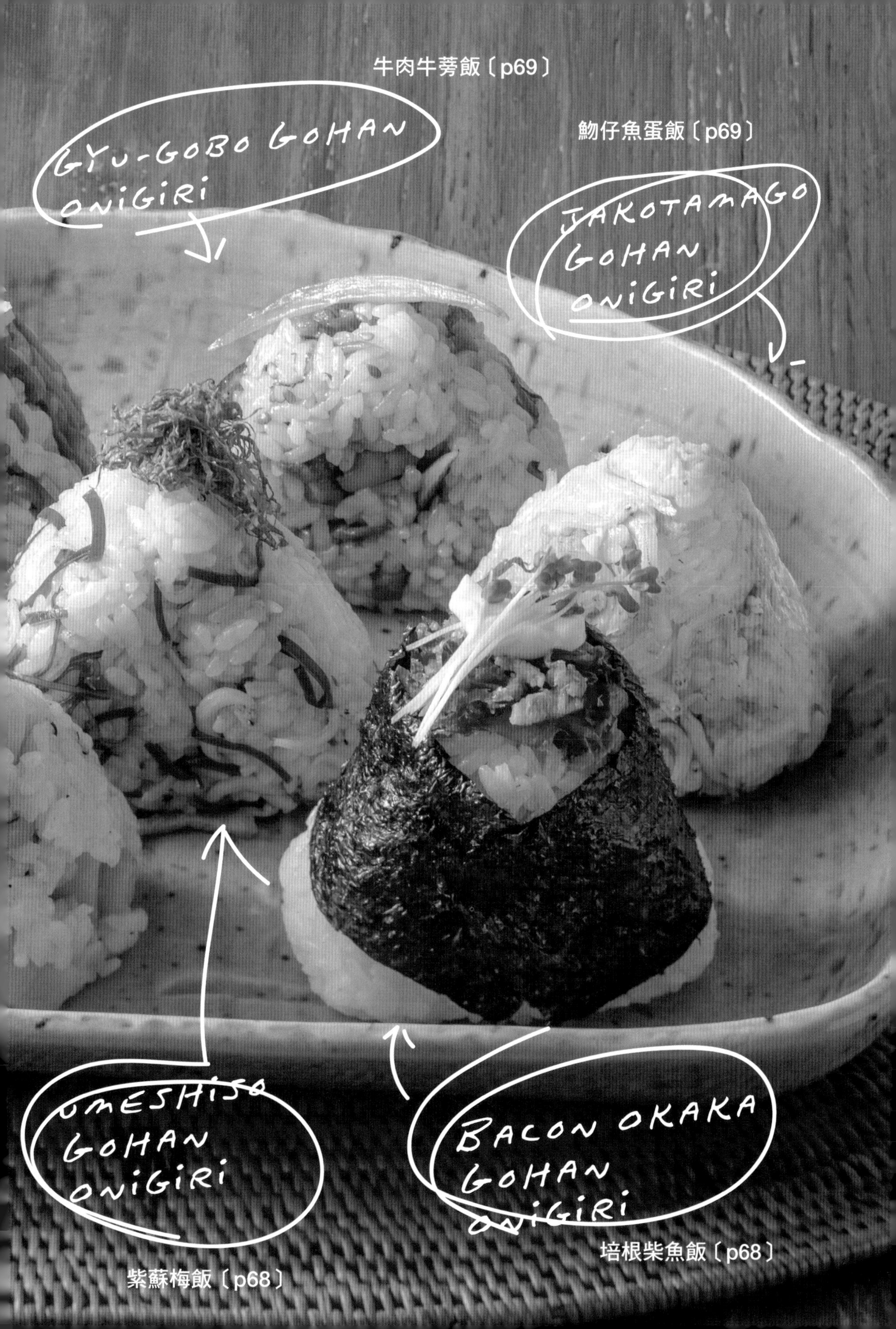

牛肉牛蒡飯〔p69〕

GYU-GOBO GOHAN ONIGIRI

魩仔魚蛋飯〔p69〕

JAKOTAMAGO GOHAN ONIGIRI

UMESHISO GOHAN ONIGIRI

BACON OKAKA GOHAN ONIGIRI

培根柴魚飯〔p68〕

紫蘇梅飯〔p68〕

蛤蠣飯

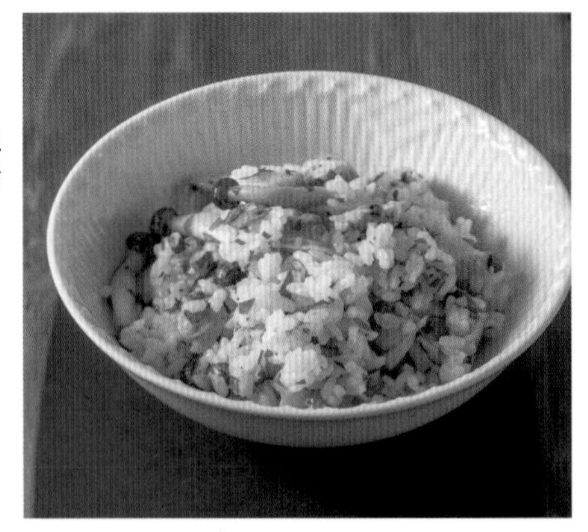

飯 … 4 碗
蛤蠣（帶殼）… 400g
酒 … 200cc
鴻喜菇 … 1/2 包
蒜油〔參考 p100〕… 適量
奶油 … 適量
義大利巴西里 … 適量
鹽 … 1/2 小匙

1. 在熱好的平底鍋中放入蛤蠣和酒，蓋上鍋蓋，以大火加熱。待蛤蠣開殼後，取出散熱，再取出蛤肉。鴻喜菇去蒂後，用手剝開。
2. 在熱好的平底鍋中放入蒜油，將 **1** 炒熟，最後放入奶油。
3. 碗中放入飯、**2** 和切碎的義大利巴西里，拌勻，再用鹽巴調味。

熱量	蛋白質	脂肪	碳水化合物	食物纖維	鈣	鐵
214kcal	6.3g	3.4g	38.1g	0.9g	41mg	2.3mg

維生素A	維生素D	維生素B1	維生素B2	維生素C	食鹽
12μg	0.1μg	0.05mg	0.13mg	1mg	1.3g

紫蘇梅飯

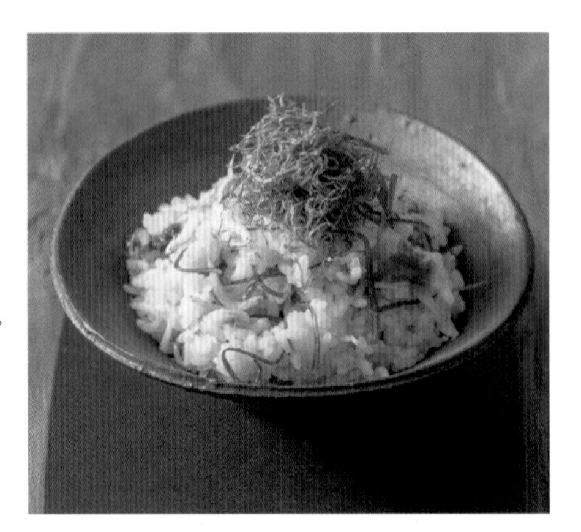

飯 … 4 碗
酸梅 … 1～2 顆
青紫蘇 … 4～5 片
昆布 … 1 片 10cm 方形
魩仔魚 … 60g

1. 酸梅去籽，將梅肉切成粗末。
2. 青紫蘇葉切絲。
3. 昆布泡熱水回軟，切成合口的細絲。
4. 碗中放入飯、**1**、**3** 和魩仔魚，拌勻，最後放上 **2**。

熱量	蛋白質	脂肪	碳水化合物	食物纖維	鈣	鐵
179kcal	4.5g	0.4g	37.4g	0.4g	24mg	0.2mg

維生素A	維生素D	維生素B1	維生素B2	維生素C	食鹽
18μg	3.9μg	0.03mg	0.02mg	0mg	0.9g

培根柴魚飯

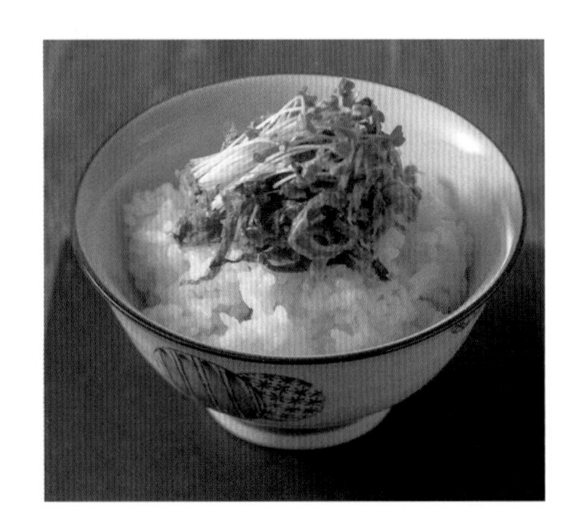

飯 … 4 碗
培根 … 2 片
柴魚 … 1 大包中的 1 小袋
醬油 … 1 小匙
糖 1 小匙
美乃滋 2 大匙
綠花椰菜苗 適量

1. 平底鍋中放入美乃滋加熱，再放入切成 5mm 寬的培根炒一下。
2. 將柴魚、醬油、糖混合好備用。
3. 將 **1**、**2** 拌好，放在飯上面，再放上綠花椰菜苗。
※ 將 **1**、**2** 和飯拌在一起也很讚。

熱量	蛋白質	脂肪	碳水化合物	食物纖維	鈣	鐵
201kcal	3.9g	3.1g	37.7g	0.3g	4mg	0.2mg

維生素A	維生素D	維生素B1	維生素B2	維生素C	食鹽
1μg	0.1μg	0.06mg	0.02mg	3mg	0.4g

MIXED RICE BALL A LA CARTE

各式菜飯任你點

光吃白飯難以下嚥……，這時，請務必試試我精心研究出來的多款菜飯料理。這些料理包含了中式、日式、西式的食材組合與調味方式，深受小朋友喜愛，還能做成飯糰，很適合小朋友參加比賽時帶便當。

牛肉牛蒡飯

飯 … 4 碗
牛肉（切絲）… 200g
牛蒡 … 1/2 根
醬油 … 2 大匙
酒 … 2 大匙
味醂 … 2 大匙
糖 … 50g
珠蔥 … 適量
沙拉油 … 適量

1. 牛蒡斜削成薄片，泡水去澀味，再用濾網撈起瀝乾。
2. 在熱好的平底鍋中放入沙拉油，炒牛肉。
3. 牛肉炒熟後，再將 1 放進去，用酒、味醂、糖、醬油調味。
4. 煮到收汁後熄火。
5. 碗中放入飯、4，攪拌，最後放上珠蔥。

熱量	蛋白質	脂肪	碳水化合物	食物纖維	鈣	鐵
279kcal	9.0g	5.0g	47.4g	1.2g	14mg	1.1mg

維生素A	維生素D	維生素B1	維生素B2	維生素C	食鹽
3μg	0.0μg	0.06mg	0.10mg	1mg	0.8g

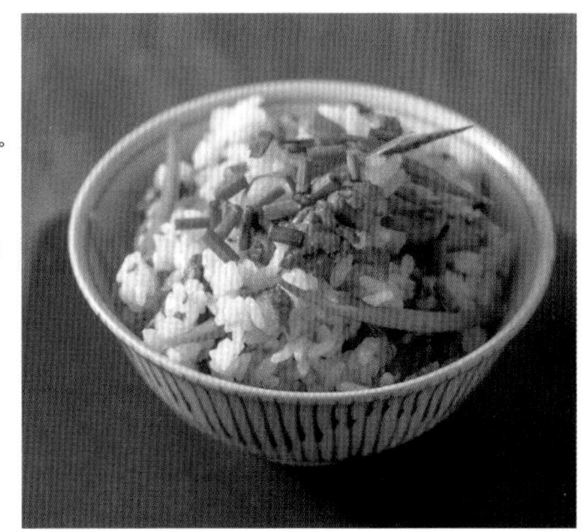

魩仔魚蛋飯

飯 … 4 碗
魩仔魚 … 60g
蛋 … 2 顆
鹽 … 1 小撮
糖 … 2.5 大匙
沙拉油 … 適量
海苔絲 … 適量

1. 將蛋、鹽、糖混合好。
2. 在熱好的平底鍋中放入沙拉油，放 1 下去，做成炒蛋。
3. 碗中放入飯、2、魩仔魚，拌勻，再隨各人喜好放上海苔絲。

熱量	蛋白質	脂肪	碳水化合物	食物纖維	鈣	鐵
230kcal	7.7g	3.2g	40.3g	0.3g	55mg	0.4mg

維生素A	維生素D	維生素B1	維生素B2	維生素C	食鹽
42μg	5.5μg	0.05mg	0.08mg	0mg	0.9g

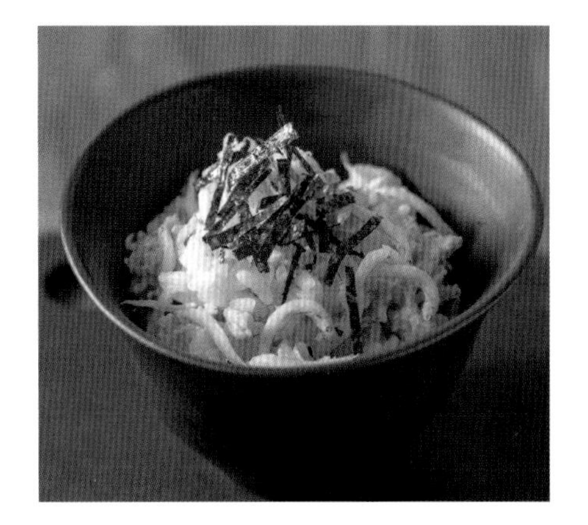

榨菜飯

飯 … 4 碗
榨菜 … 60g
芝麻油 … 適量
醬油 … 1 小匙
糖 … 2.5 大匙
薑絲 … 適量
珠蔥 … 適量

1. 榨菜切成適當大小。
2. 在熱好的平底鍋中放入芝麻油，再放入 1、醬油、糖，稍微炒一下。
3. 碗中放入飯和 2，拌勻。
4. 最後撒上薑絲和切碎的蔥末。

熱量	蛋白質	脂肪	碳水化合物	食物纖維	鈣	鐵
199kcal	2.8g	2.0g	40.8g	0.7g	17mg	0.4mg

維生素A	維生素D	維生素B1	維生素B2	維生素C	食鹽
3μg	0.0μg	0.03mg	0.02mg	1mg	1.3g

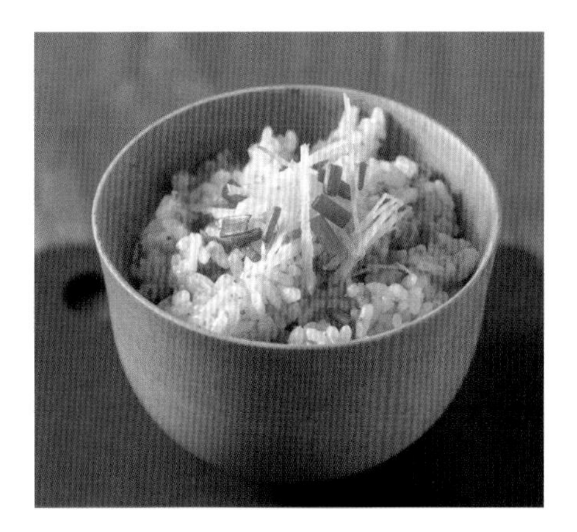

干貝玉米飯

飯 … 4 碗
干貝 … 100g
玉米 … 小 1 罐
奶油 … 30g
鹽、胡椒 … 適量
義大利巴西里 … 適量

1. 在熱好的平底鍋中放入奶油，再放入干貝和瀝乾的玉米下去炒。
2. 碗中放入飯和 1，拌勻。
3. 用鹽、胡椒調味。最上面放義大利巴西里。

熱量	蛋白質	脂肪	碳水化合物	食物纖維	鈣	鐵
218kcal	4.7g	4.0g	39.1g	0.6g	7mg	0.5mg

維生素A	維生素D	維生素B1	維生素B2	維生素C	食鹽
26μg	0.0μg	0.03mg	0.06mg	1mg	0.7g

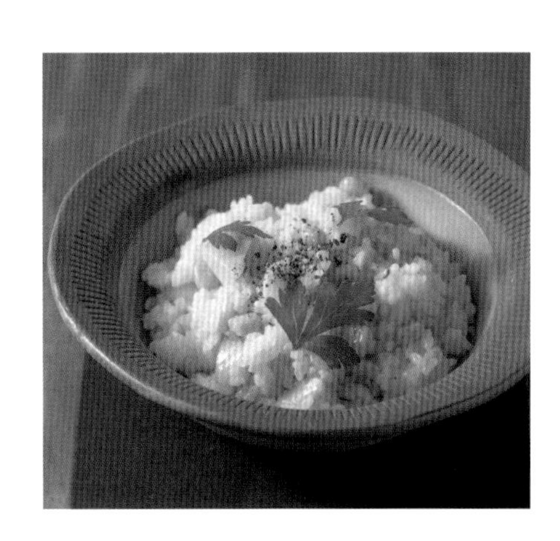

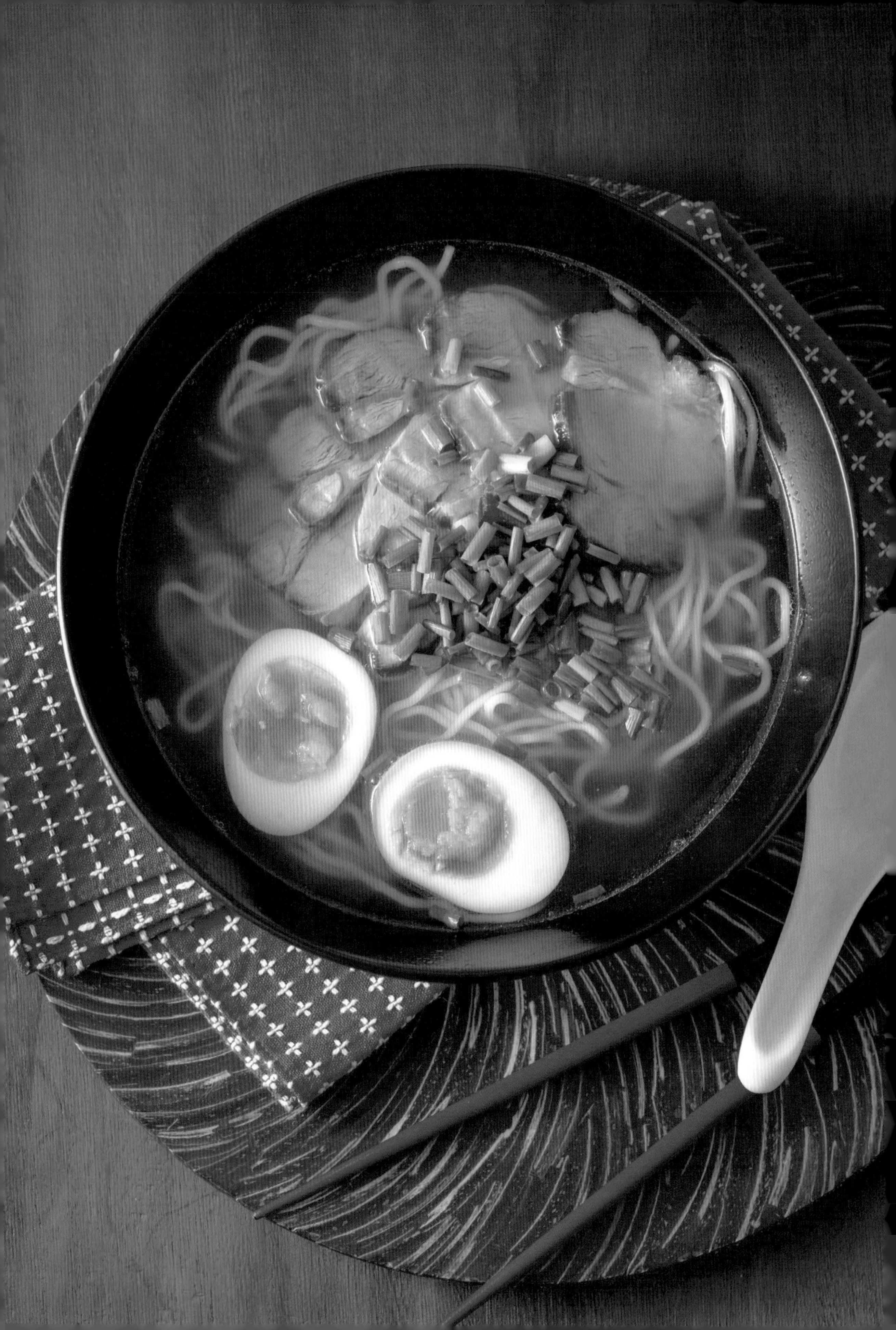

各種麵類料理

Noodles & Pasta

烏龍麵、中華麵、義大利麵等易消化的麵類，都是能夠發揮即效性的能量補給來源。由於麵類能在我們體內迅速轉成熱量，因此在辛苦的練習或比賽前，建議吃麵類來預防體力不支。而激烈的運動後，應確實攝取肉類等蛋白質來保護肌肉。

HOME MADE RAMEN

家庭拉麵

拉麵店的豚骨拉麵濃郁又美味，但適合運動小子每天享用的，是在家烹製脂肪少而更健康的拉麵。如果用富含膠原蛋白的雞湯搭配柴魚高湯，就能做出滋味鮮美、清爽而百吃不厭的拉麵了。

材料（2人分）

湯
雞湯〔參考 p94〕… 200cc
高湯〔參考 p90〕… 200cc
味醂 … 2 大匙
薄口醬油 … 2 大匙

煮蛋
蛋 … 2 顆
醬油 … 1 大匙
味醂 … 1 大匙
糖 … 1.5 小匙

叉燒肉 … 6～8 片
蔥 … 適量
麵 … 2 人份

作法

1. 將蛋從冰箱拿出來回溫備用。
2. 煮一鍋開水，用大湯勺將蛋輕輕放入開水中，以中火～大火煮 6 ～ 7 分鐘。
3. 倒掉 **2** 的熱水，將蛋立即放入冷水中，變涼後剝殼。
4. 鍋中放入醬油、味醂、糖，煮沸後熄火，放涼。
5. 將 **4** 和 **3** 放入保鮮夾鍊袋中，讓蛋充分浸在汁液中，再放入冰箱冷藏一晚。
6. 鍋中放入湯的材料， 煮沸。
7. 取另一口鍋子將麵煮好備用。
8. 碗中倒入 **6**，再放入 **7**，將麵輕輕撥散後，放上 **5** 的水煮蛋、叉燒肉、蔥。

熱量	蛋白質	脂肪	碳水化合物	食物纖維	鈣	鐵	維生素A	維生素D	維生素B_1	維生素B_2	維生素C	食鹽
545kcal	28.0g	10.7g	76.2g	3.0g	431mg	2.2mg	76μg	1.2μg	0.51mg	0.37mg	12mg	5.0g

CHICKEN PHO

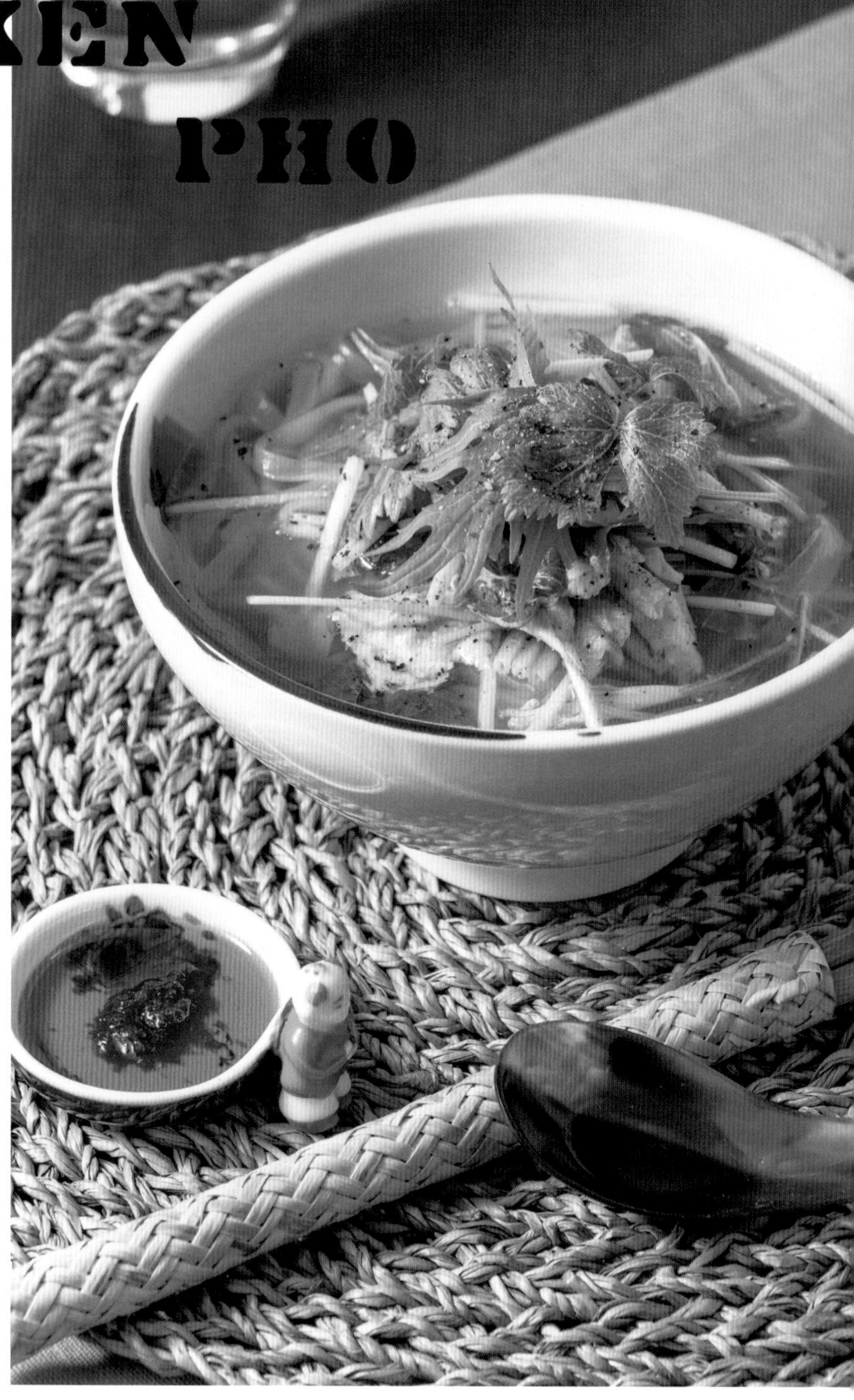

雞肉河粉

吃麵吃膩了的話，我推薦東南亞風味的河粉。河粉是米做的麵，不但好消化，而且滑順入喉，最適合食欲不振時享用。最後多放一些新鮮的茼蒿、香菜等，吃得更健康。

材料（2 人份）

湯
雞湯〔參考 p94〕… 300g
高湯〔參考 p90〕… 100g
味醂 … 2 大匙
薄口醬油 … 1 大匙
鹽 … 1 小匙

已用來煮過雞湯的雞翅 … 200g
白芹或香菜 … 40g
茼蒿 … 1/4 把
魚露 … 2 大匙
鹽、胡椒 … 適量
蔥薑油〔參考 p100〕… 適量

米粉 … 2 人份
山芹菜 … 適量
辣油 … 適量

作法

1. 將煮雞湯的雞翅上的肉剝下來。

2. 鍋中放入湯的材料，煮沸。

3. 調理盆中放入魚露、鹽、胡椒、蔥薑油，再放入 1、白芹、茼蒿，稍微拌一下。
   ※ 盛裝之前再拌。

4. 用另一口鍋子煮米粉。

5. 碗中倒入 2，放入 4，上面放 3，最後放山芹菜，淋上辣油。

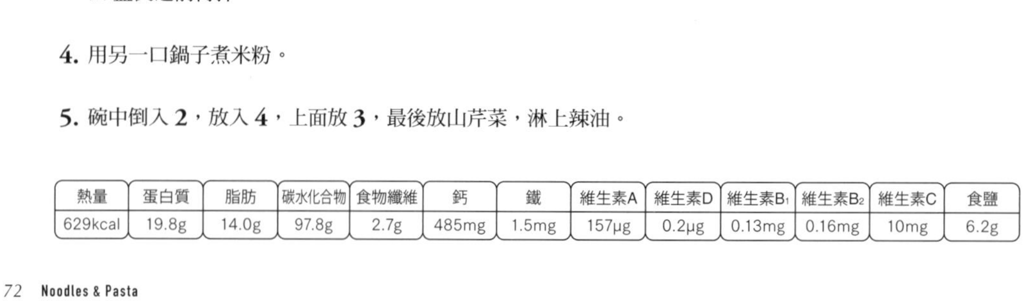

熱量	蛋白質	脂肪	碳水化合物	食物纖維	鈣	鐵	維生素A	維生素D	維生素B_1	維生素B_2	維生素C	食鹽
629kcal	19.8g	14.0g	97.8g	2.7g	485mg	1.5mg	157μg	0.2μg	0.13mg	0.16mg	10mg	6.2g

SALTY FLIED NOODLE

鹽味炒麵

豬肉、蝦子等蛋白質，搭配胡蘿蔔、小松菜等蔬菜，做成一道配料豐富、分量滿足的鹽味炒麵。由於可以使用冰箱剩餘的蔬菜、肉類、海鮮來做，臨時想增加一道菜時，便能立即上桌。

材料（2 人份）

豬五花肉 … 150g
芝麻油 … 適量
蔥薑油〔參考 p100〕… 適量
胡蘿蔔 … 1/4 根
洋蔥 … 1/4 顆
小松菜 … 半把
乾木耳 … 5g
鹽、胡椒 … 適量
蝦子（鹽水煮）… 6 隻
蕎麥麵（水煮）… 3 人份

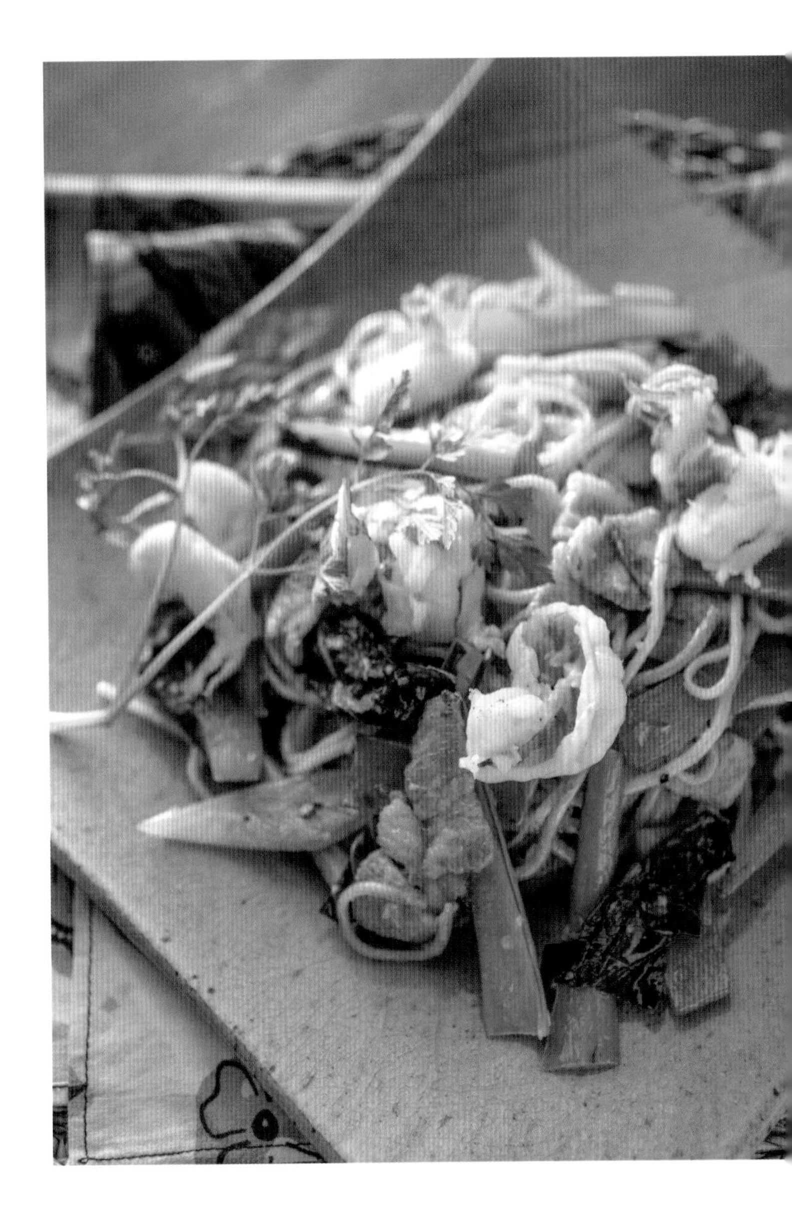

作法

1. 豬五花肉切成一口大小。蝦子去頭、殼、泥腸，以鹽水煮好備用。胡蘿蔔切成長條狀、洋蔥縱向切成月牙狀、小松菜切成滾刀塊備用。乾木耳泡水 20 分鐘回軟，然後瀝乾，切成合口大小。

2. 平底鍋中放入芝麻油、蔥薑油，再放入豬五花肉，炒好後取出。

3. 同一口平底鍋中放入芝麻油、蔥薑油，炒胡蘿蔔、洋蔥、小松菜、木耳。

4. 然後放入蕎麥麵，炒散開來，再放入 **2**，用鹽、胡椒調味，邊拌邊炒。盛盤，放上蝦子、綠色香草（義大利巴西里、香菜等）當點綴。

熱量	蛋白質	脂肪	碳水化合物	食物纖維	鈣	鐵	維生素A	維生素D	維生素B_1	維生素B_2	維生素C	食鹽
745kcal	30.6g	34.2g	72.1g	6.2g	806mg	3.9mg	233μg	2.5μg	0.51mg	0.24mg	28mg	2.2g

牛肉烏龍麵

利用家常的牛肉和高麗菜變出新花樣的牛肉烏龍麵。味道的關鍵在於用奶油炒高麗菜。烏龍麵高湯中散發出奶油香，讓滋味更豐富有層次。除了做成烏龍麵，放在飯上面做成丼飯的感覺也不賴。

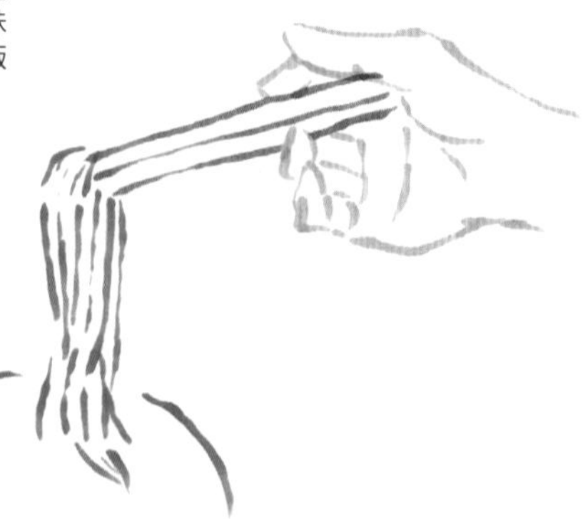

材料（2 人份）

牛肉薄片 … 200g
蔥油〔參考 p100〕… 適量

醬料 ※ 將下列醬料混拌備用。
Ucky's 萬用醬〔參考 p101〕… 80cc
蘋果沾醬〔參考 p101〕… 20cc

太白粉水 … 適量

高麗菜 … 1/4 顆
奶油 … 40g
鹽、胡椒 … 適量

烏龍麵 … 2 人份

烏龍麵高湯
高湯〔參考 p90〕… 400g
味醂 … 2 大匙
薄口醬油 … 1.5 大匙

蔥白絲 … 適量
珠蔥 … 適量
辣椒絲 … 適量

作法

1. 牛肉薄片切成一口大小。高麗菜切絲。

2. 在熱好的平底鍋中放入奶油，再放入高麗菜，撒上鹽、胡椒，以中火炒熟。

3. 接著放入蔥油，再放入 **1** 的牛肉炒熟。放入醬料，拌炒均勻。最後放入太白粉水勾芡，熄火。

4. 調製烏龍麵高湯。鍋中放入高湯、味醂、薄口醬油，煮沸。

5. 用另一口鍋子煮好烏龍麵備用。

6. 碗中放入 **4** 的烏龍麵高湯，再放入 **5** 的烏龍麵，最後放上 **3**。上面用蔥白絲、珠蔥、辣椒絲裝飾。

BEEF UDON

熱量	蛋白質	脂肪	碳水化合物	食物纖維	鈣	鐵	維生素A	維生素D	維生素B_1	維生素B_2	維生素C	食鹽
729kcal	23.3g	43.6g	55.7g	3.7g	560mg	3.3mg	116μg	0.1μg	0.19mg	0.28mg	47mg	3.2g

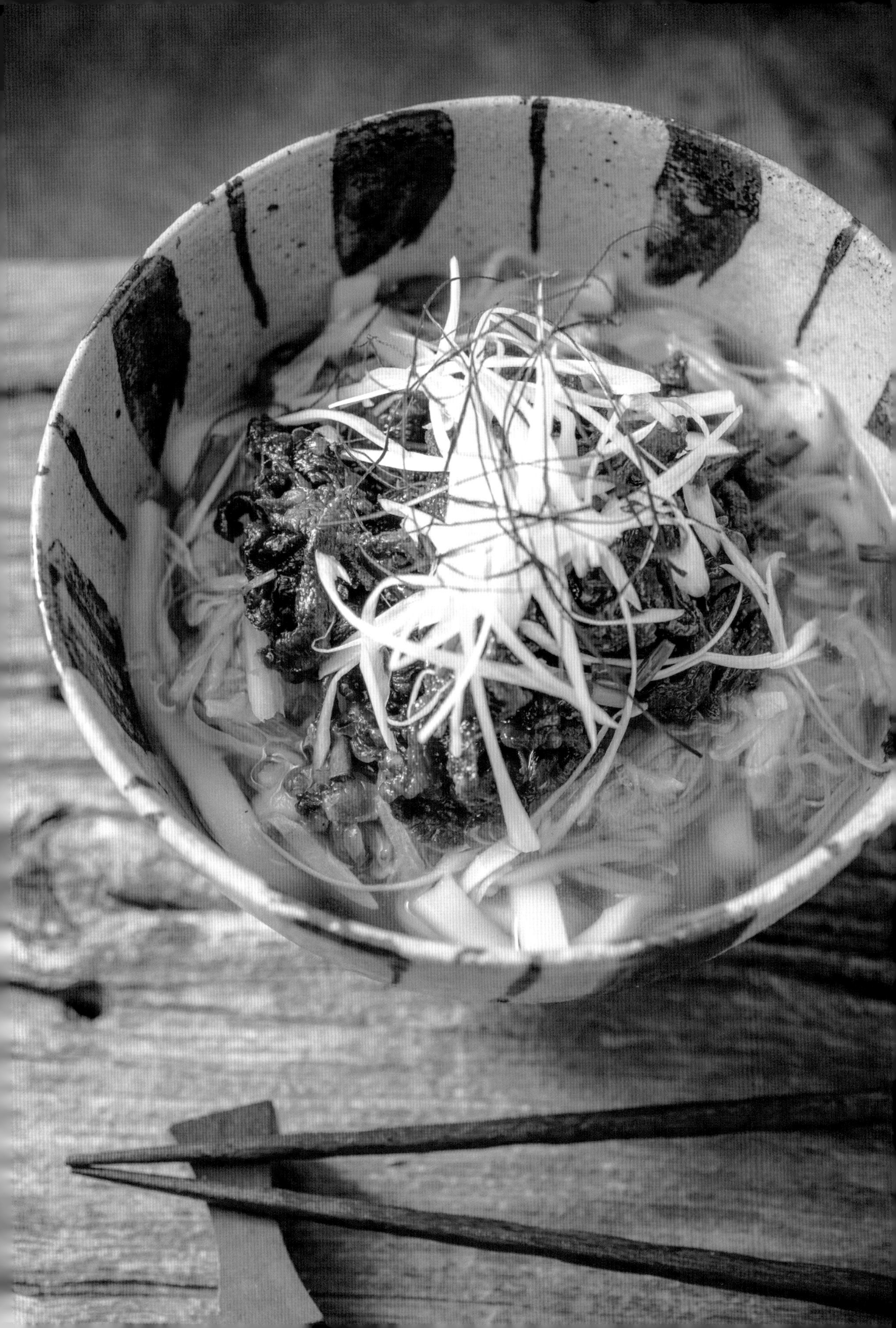

MEAT SAUCE PASTA

番茄肉醬義大利麵

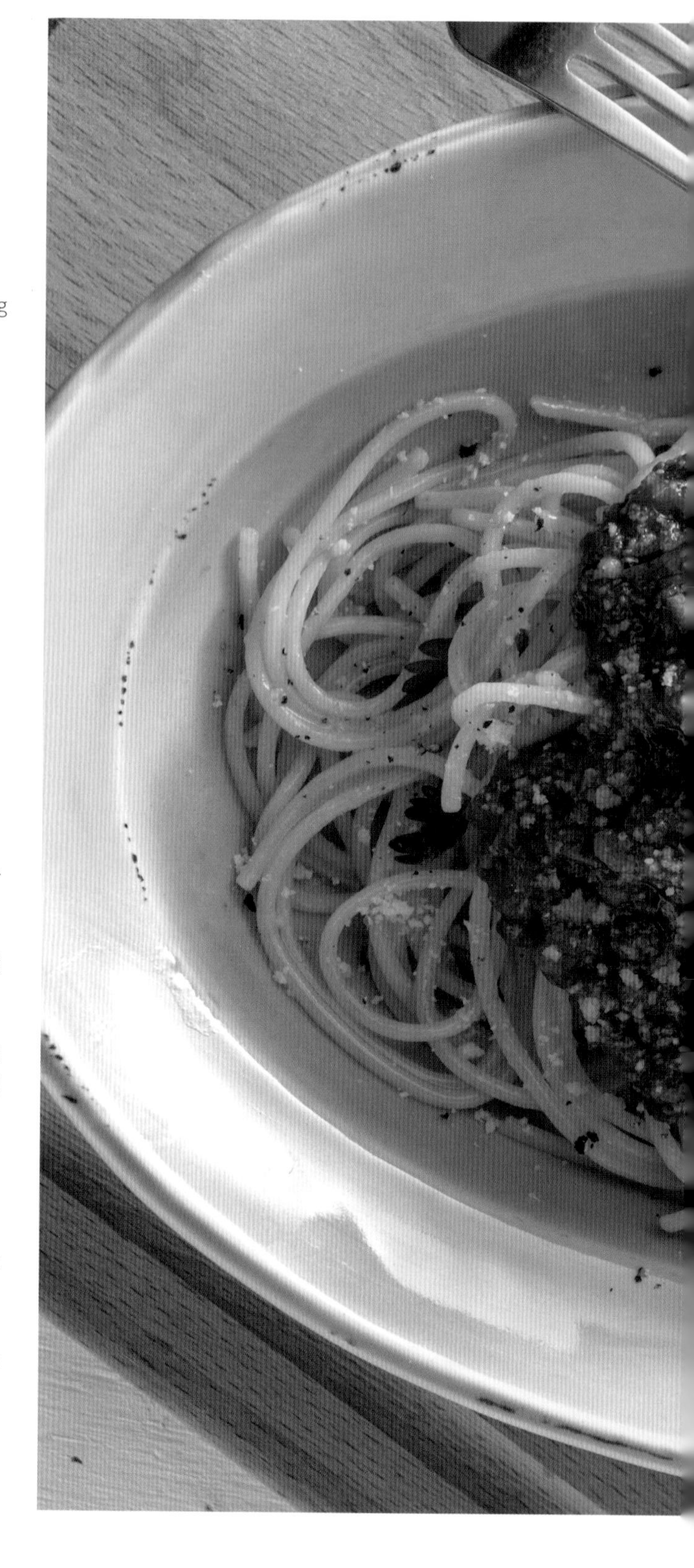

材料（8～10人份）

牛絞肉（豬絞肉或綜合絞肉皆可）⋯ 1kg
洋蔥⋯ 3顆
胡蘿蔔⋯ 1根
芹菜⋯ 1條
蒜油〔參考p100〕⋯ 適量
鹽、胡椒⋯ 適量
日本酒⋯ 100cc
番茄罐頭⋯ 3罐
百里香、月桂葉⋯ 適量
番茄醬⋯ 120g
豬排醬⋯ 100g
醬油⋯ 50g
糖⋯ 10g
義大利麵⋯ 8～10人份
帕馬森起司⋯ 適量
義大利巴西里⋯ 適量

作法

1. 洋蔥、胡蘿蔔、芹菜切碎備用。
2. 在熱好的平底鍋中放入蒜油，炒牛絞肉。
3. 接著放入洋蔥、胡蘿蔔、芹菜，續炒一下，再用鹽、胡椒調味。
4. 放入日本酒，煮沸後，放入番茄罐頭、百里香、月桂葉，煮至湯汁剩下一半為止。
5. 放入番茄醬、豬排醬、醬油、糖，調味。
6. 另起一鍋，放入足量的水煮沸，再放入鹽（分量外），煮義大利麵。
7. 義大利麵煮好後，撈起來瀝水後盛盤，淋上熱熱的5。可隨喜好撒上帕馬森起司、義大利巴西里。

熱量	蛋白質	脂肪	碳水化合物	食物纖維	鈣	鐵	維生素A	維生素D	維生素B_1	維生素B_2	維生素C	食鹽
878kcal	35.1g	37.4g	91.9g	4.8g	883mg	5.1mg	175μg	0.1μg	0.36mg	0.35mg	11mg	3.1g

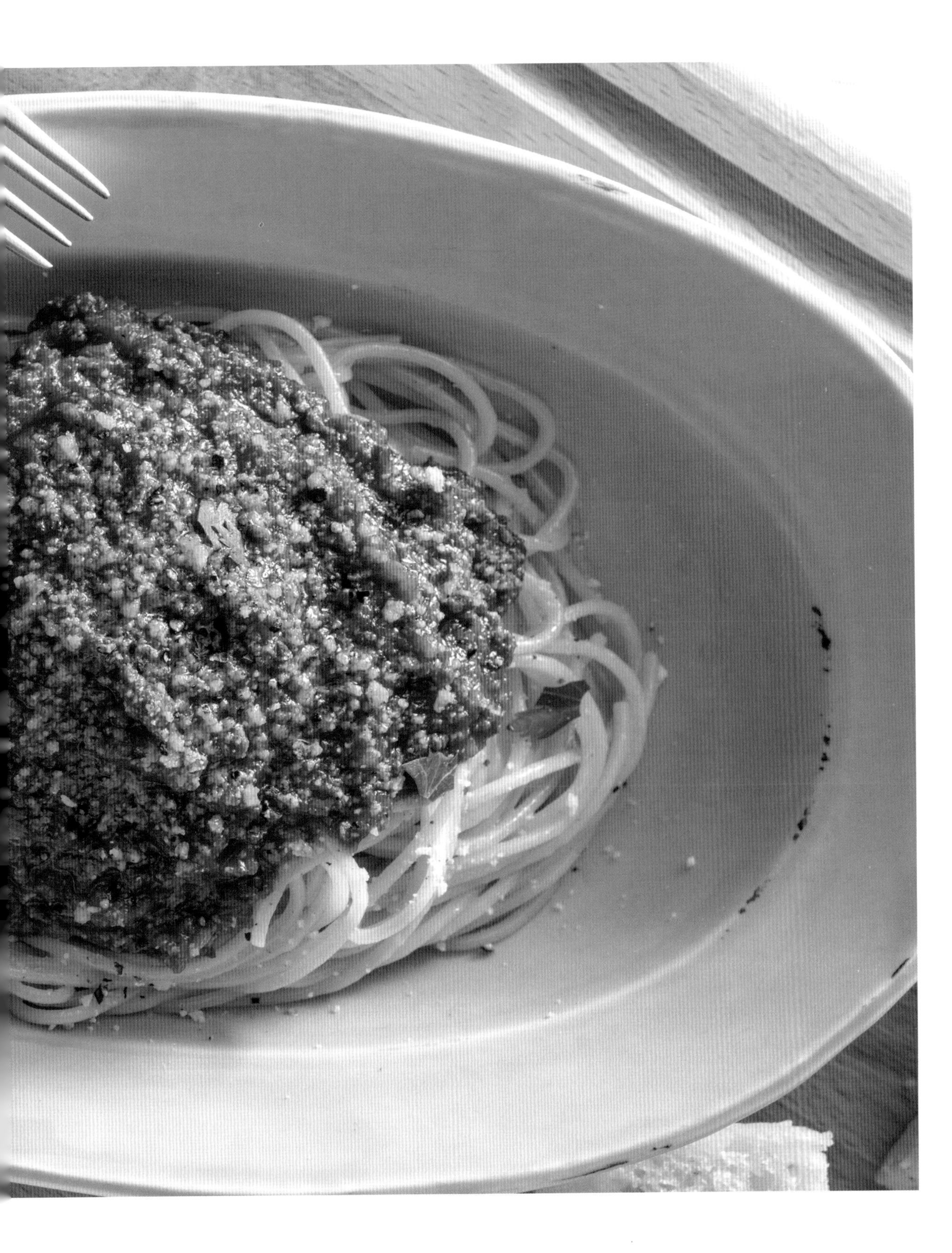

這是小朋友最喜歡的肉醬義大利麵。簡單卻滋味深邃，不愧是義大利麵的經典。肉醬可冷凍保存，因此不妨多做一些，隨時變化出各種料理。也可以搭配白醬，做成焗烤飯或千層麵。

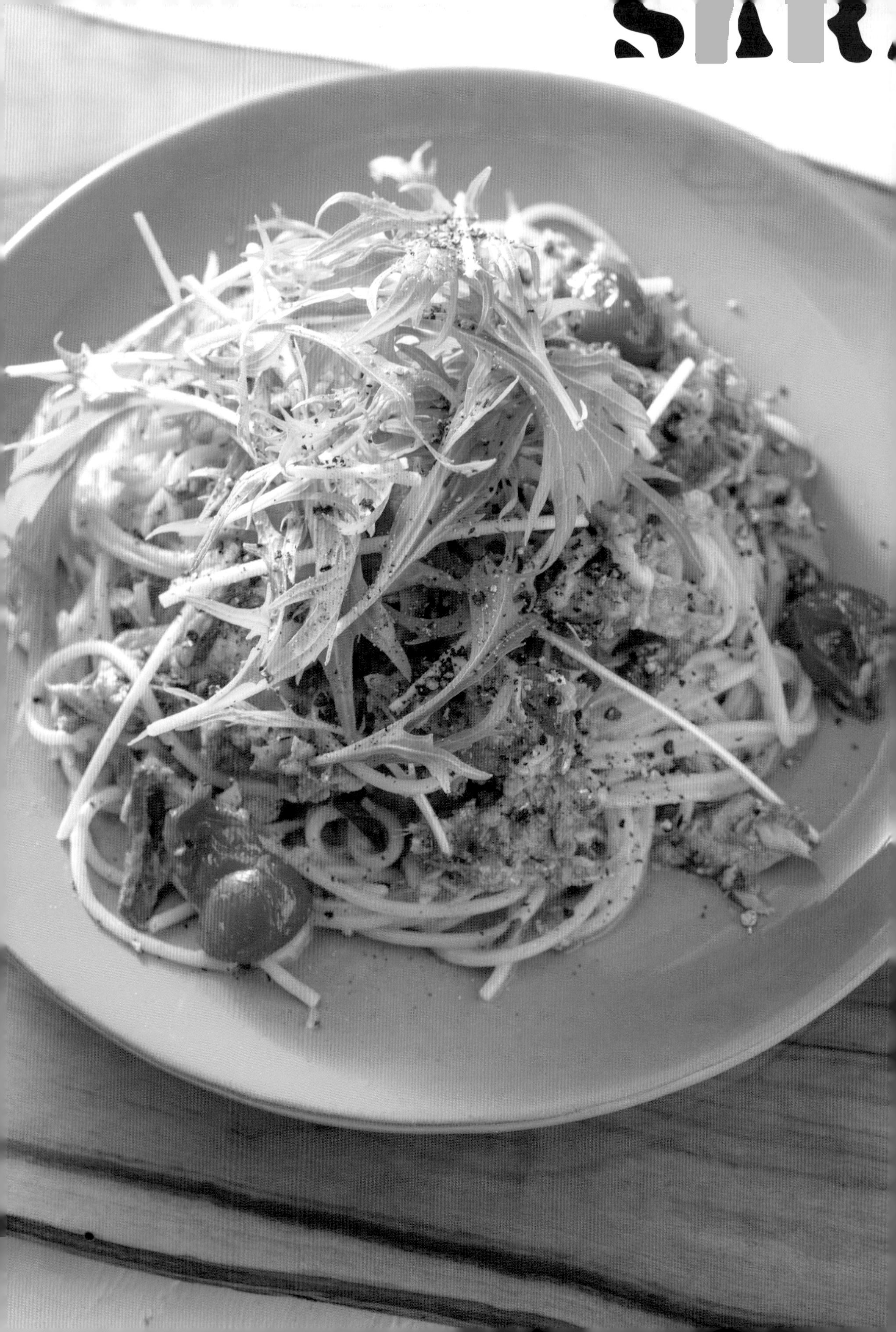

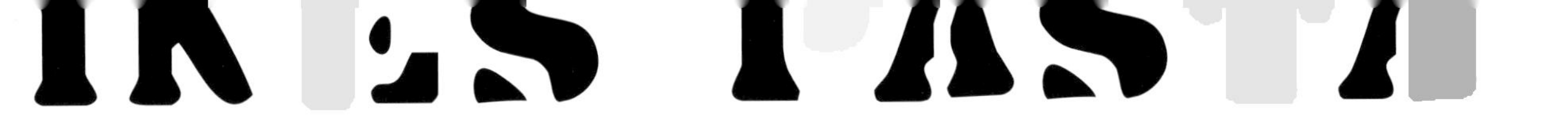

沙丁魚義大利麵

沙丁魚含有可促進大腦發展的 DHA，鈣質也很豐富。但只有魚的話，小朋友通常不太賞臉，這時就可做成這款以蒜油拌炒的義大利麵，再搭配番茄、京都水菜，就是一道營養滿點的健康料理了。

THE SARDINES ARE FULL OF NUTRITION SUCH AS DHA AND CALCIUM!

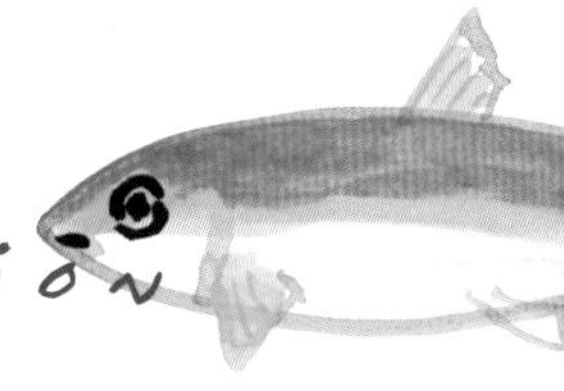

材料（2 人份）

沙丁魚 … 小 10 條
蒜油〔參考 p100〕… 適量
蒜 … 1 瓣
小番茄 … 10 ～ 15 顆
日本酒 or 白葡萄酒 … 100cc
黑胡椒、帕馬森起司 … 適量
奶油 … 30g
義大利麵 … 2 人份
京都水菜（切成 5cm 長）… 20g

作法

1. 沙丁魚去頭和內臟，從腹部切開，拔去骨頭。大蒜切成碎末，小番茄對半切開。
2. 平底鍋中放入蒜油、蒜末，加熱。
3. 待大蒜出現焦色後，放 **1** 的沙丁魚下去煎。
4. 另起一鍋，放入足量的水煮沸，再放入鹽（分量外），煮義大利麵。
5. 待 **3** 的沙丁魚煎熟後，放入日本酒煮到收汁，再放入小番茄。
6. 待小番茄脫皮後，放入煮好的義大利麵，與醬料拌勻。
7. 熄火，一點一點放入奶油，搖動平底鍋，讓義大利麵呈濃稠狀。再放入煮麵水（50cc 左右），拌炒。
8. 盛盤，放上京都水菜，撒上黑胡椒和帕馬森起司。

熱量	蛋白質	脂肪	碳水化合物	食物纖維	鈣	鐵
832kcal	34.7g	33.2g	91.8g	6.5g	829mg	3.7mg

維生素A	維生素D	維生素B_1	維生素B_2	維生素C	食鹽
143μg	25.7μg	0.35mg	0.49mg	22mg	0.7g

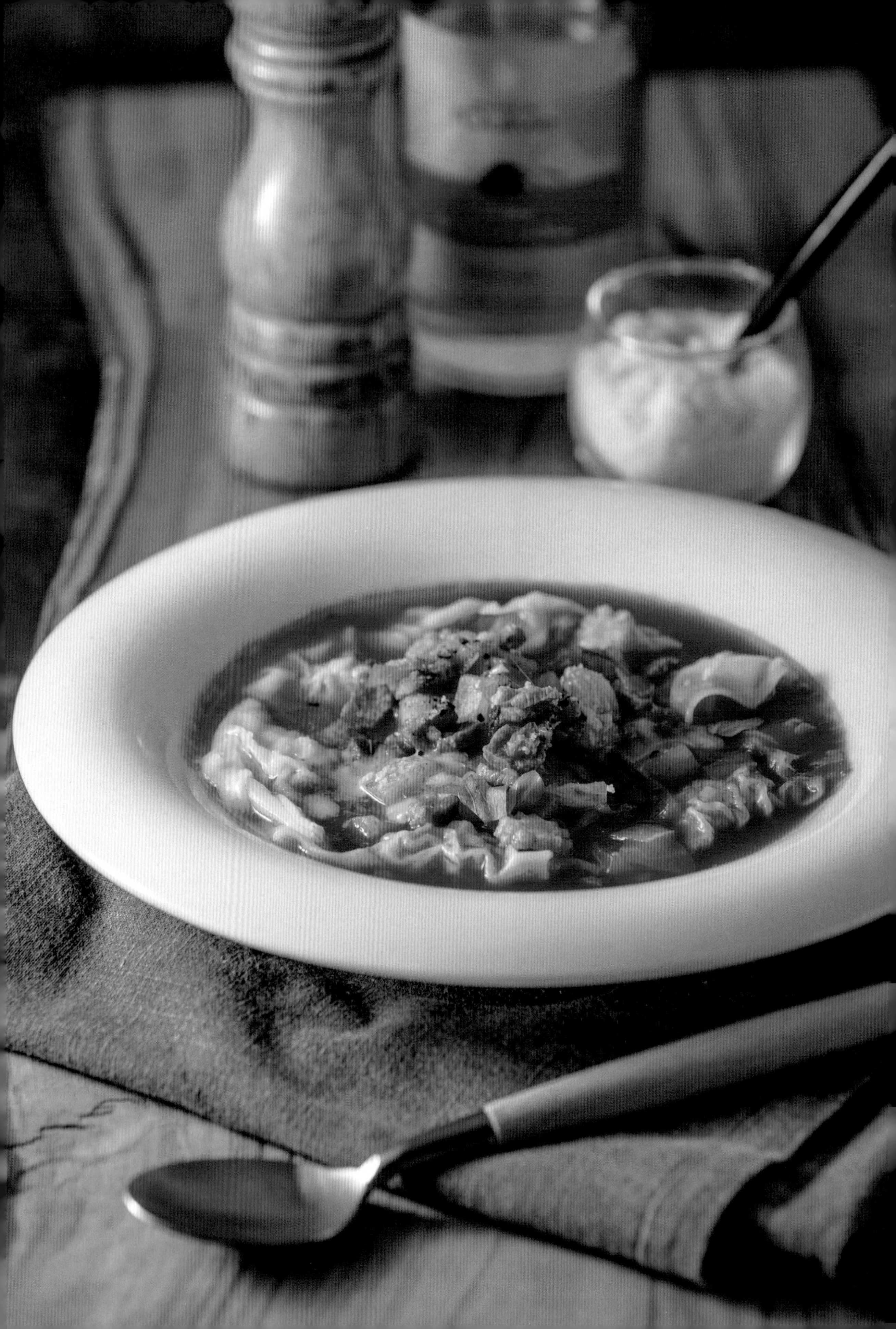

各種營養滿分湯

Rich Nutrition Soup

一道湯品中，溶入了許多食材的豐富營養素。不論日本或其他國家的湯品，都是快速攝取營養的好料理。一早醒來的早餐、食欲不振的日子、冬天得到戶外練習而全身冷得發顫時，就喝一碗熱呼呼的湯吧。慢慢滲入體內的美味，不僅溫暖孩子的身體，也療癒了他們的心！

RAVIOLI & BEANS TOMATO SOUP

義大利餛飩
綜合豆番茄湯

使用超市買來的餛飩皮，製作起義大利餛飩（義大利餃）就更輕鬆了。皮裡面包的是 p32 的豬肉醬，多汁又有嚼勁，肯定擄獲小朋友的味蕾。再放入植物性蛋白質、纖維質皆豐富的綜合豆，就做成一道有番茄清爽滋味的湯品了。

材料（4 人份）

豬肉醬〔參考 p32〕… 200g
餛飩皮 or 水餃皮 … 10 片

雞湯〔參考 p94〕… 500cc
整顆番茄的番茄罐頭 … 1 罐
洋蔥 … 1/2 顆
綜合豆 … 1/2 罐（400g）
蒜油〔參考 p100〕… 適量
薄口醬油 … 1 小匙
鹽、胡椒 … 適量
帕馬森起司、黑胡椒 … 適量
義大利巴西里 … 適量

作法

1. 用餛飩皮包豬肉醬。
   ※ 邊緣沾水確實黏緊。

2. 鍋中放入蒜油，再放入切成薄片的洋蔥，以小火炒至上色後，將番茄罐的番茄切碎，然後連同湯汁一起倒入鍋中。

3. 煮至水分剩下一半時，放入雞湯、綜合豆。

4. 再次煮沸後，放入鹽、胡椒，再放入 1 的餛飩。

5. 待餛飩煮熟後，用薄口醬油調味。

6. 盛入湯盤中，撒上帕馬森起司、黑胡椒，再放上義大利巴西里。

熱量	蛋白質	脂肪	碳水化合物	食物纖維	鈣	鐵
264kcal	14.7g	12.8g	22.3g	4.4g	102mg	2.5mg

維生素A	維生素D	維生素B1	維生素B2	維生素C	食鹽
43μg	0.0μg	0.21mg	0.30mg	8mg	1.6g

法式洋蔥湯

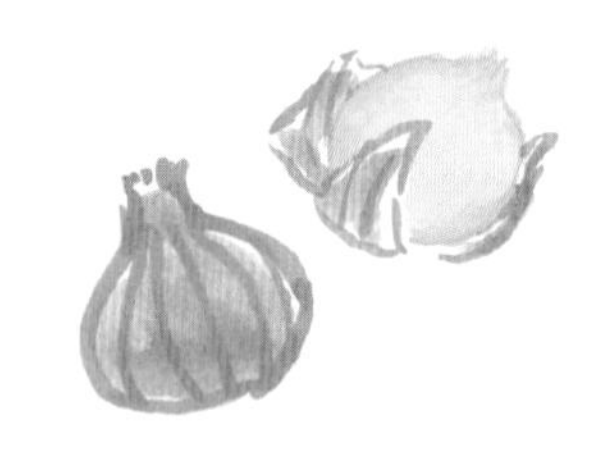

ONION GRATIN SOUP

我們專業料理人都會先做好「焦糖洋蔥」備用，就是將洋蔥以小火慢慢炒至變成焦糖色，再冷凍保存起來。可以放進湯裡，也可以做成醬汁，用法就跟調味料差不多。這道法式洋蔥湯，就是將焦糖洋蔥的鮮甜充分展現出來的一道簡易湯品。放上起司和法國長棍麵包後送進烤箱烘烤，嚴冬也能暖入脾胃。

材料（3 人份）

洋蔥 … 3 顆
橄欖油 … 適量
雞湯〔參考 p94〕… 600cc
鹽、胡椒 … 適量
法國長棍麵包（切片）… 2～3 片
可融化的起司 … 適量
帕馬森起司 … 適量

作法

1. 鍋中放入橄欖油，將洋蔥炒至呈焦糖色。然後放入雞湯，再用鹽、胡椒調味。煮沸後熄火，裝入耐熱容器。

2. 將烤好的法國長棍麵包放在 **1** 上，再放上可融化的起司、帕馬森起司。

3. 用 200℃的烤箱烤 10 分鐘。
※ 烤到起司融化，並呈現美麗可口的顏色為止。

熱量	蛋白質	脂肪	碳水化合物	食物纖維	鈣	鐵
214kcal	10.4g	11.9g	15.5g	1.5g	189mg	1.4mg

維生素A	維生素D	維生素B_1	維生素B_2	維生素C	食鹽
61μg	0.0μg	0.08mg	0.29mg	5mg	1.8g

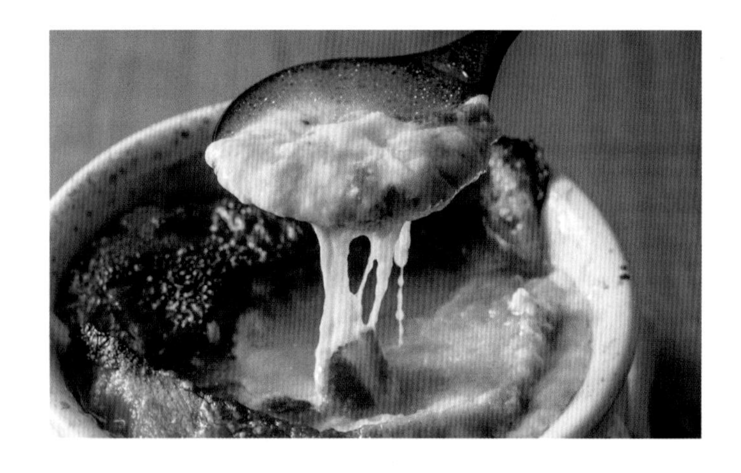

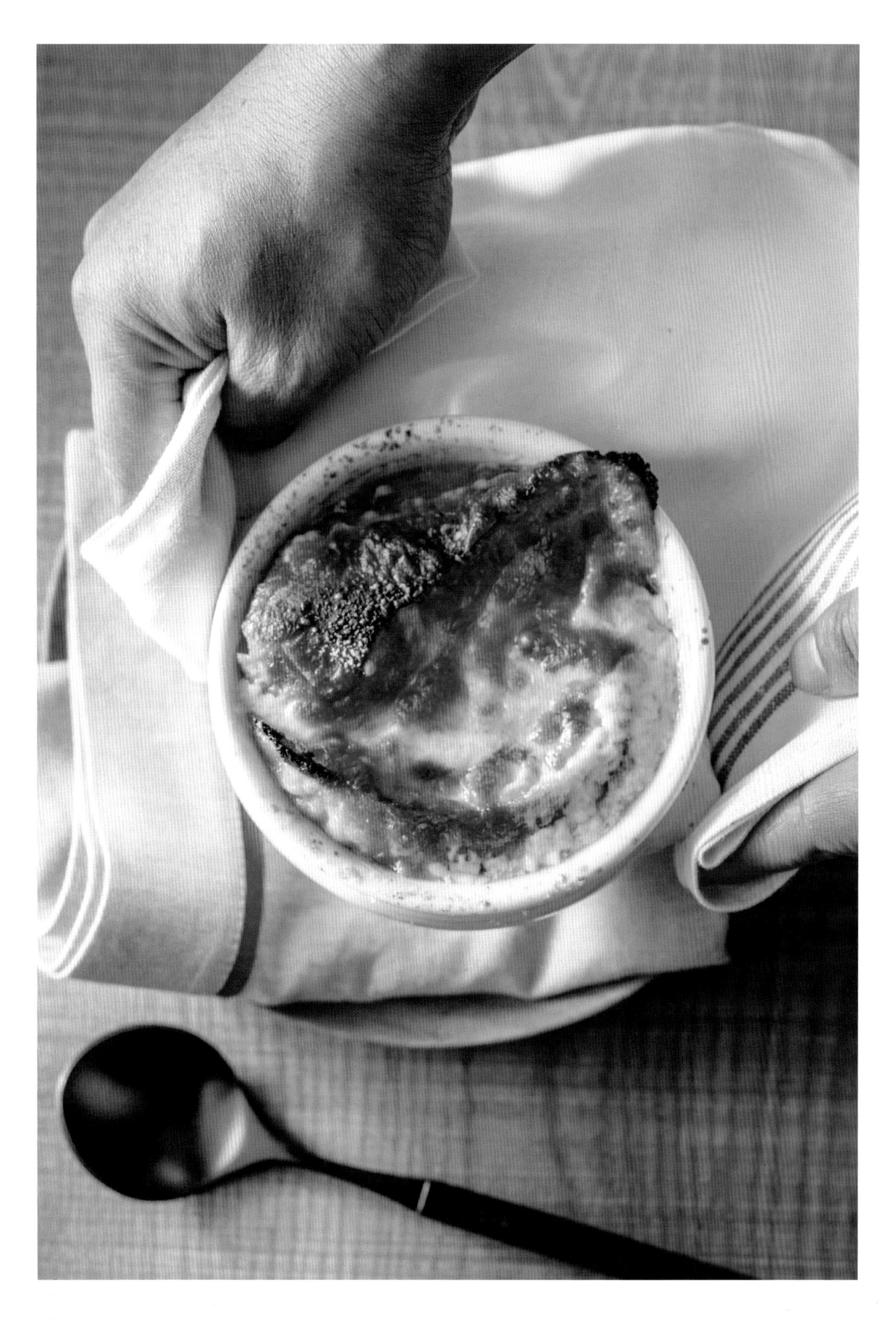

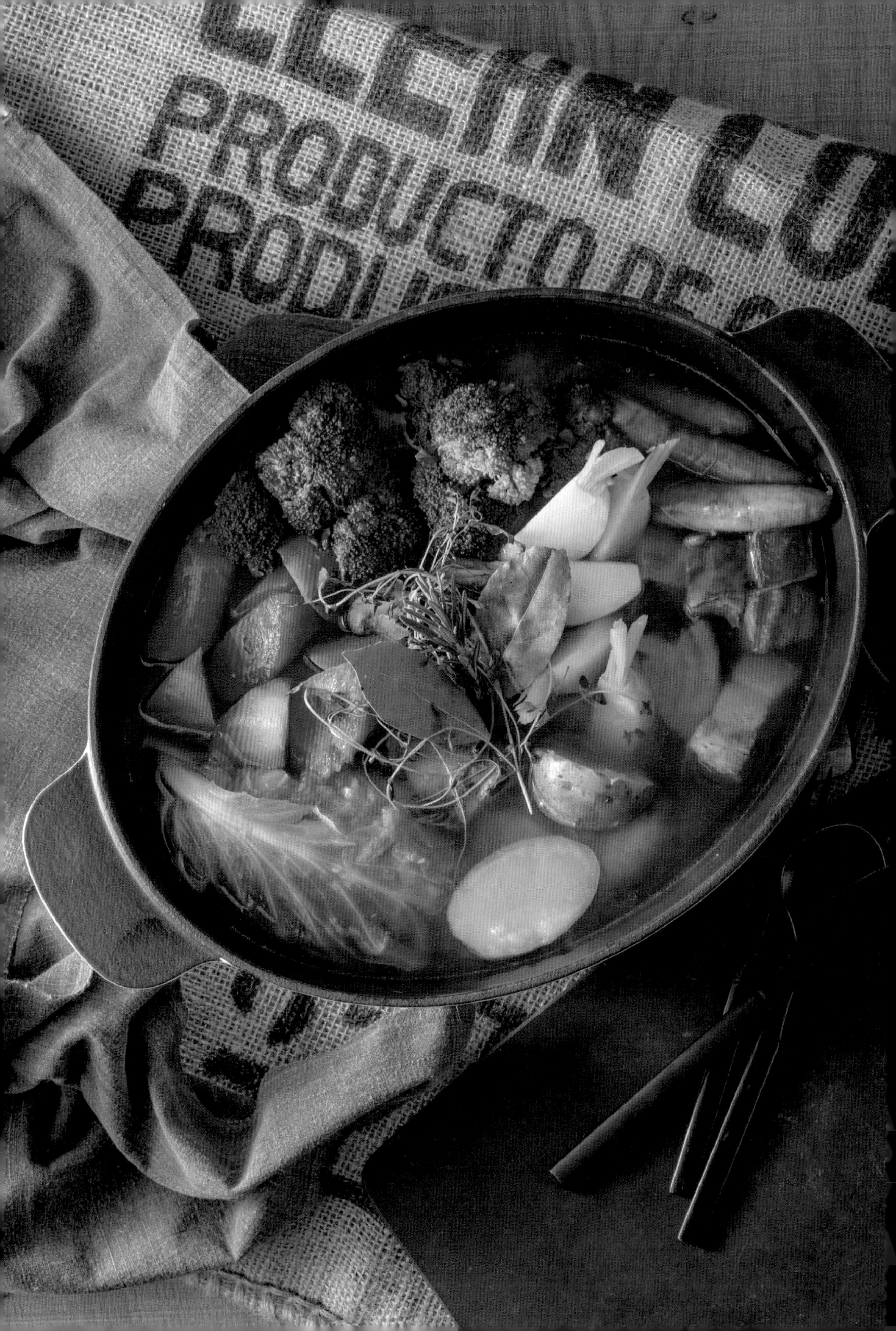
PRODUCTO

GOROGORO YASAI
POT-AU-FEU

滿滿鮮蔬的法式蔬菜燉肉鍋

法式蔬菜燉肉鍋是法國的一道鄉村料理，作法卻超級簡單，只要將蔬菜切成大塊，再用雞湯或柴魚高湯燉煮即可。蔬菜和培根的鮮美全部溶入湯汁中，可用大鍋子一次煮足分量，放入冰箱冷藏，連吃 2 ～ 3 天都沒問題。推薦給不愛吃青菜的小朋友享用。

材料（4 人份）

高麗菜 … 1/6 顆（將一顆高麗菜切出 1/6 備用）
蘑菇 … 1 包
培根 … 300g
維也納香腸 … 1 袋
馬鈴薯 … 4 顆
胡蘿蔔 … 2 根
白蘿蔔 … 1/4 根
綠花椰菜 … 1 棵
小蕪菁 … 4 個

百里香、月桂葉 … 適量
雞湯〔參考 p94〕
（高湯〔參考 p90〕也可） 800 ～ 1000cc

蒜油〔參考 p100〕 … 適量
鹽、胡椒 … 適量

作法

1. 用牙籤刺進 1/6 顆高麗菜中，避免菜葉散開來。馬鈴薯、胡蘿蔔、白蘿蔔切成喜歡的大小。小蕪菁縱向切成 6 等分的月牙形。綠花椰菜分成小朵備用。

2. 平底鍋中放入蒜油，炒好培根、維也納香腸後取出。再放入高麗菜、蘑菇稍微炒一下。

3. 鍋中放入 **2**、馬鈴薯、胡蘿蔔、白蘿蔔，倒入雞湯淹沒食材。放上百里香、月桂葉，以中火燉煮。

4. 待 **3** 的蔬菜煮軟後，放入綠花椰菜、小蕪菁，繼續蒸煮。

5. 待 **4** 的蔬菜完全煮熟後，用鹽、胡椒調味。

熱量	蛋白質	脂肪	碳水化合物	食物纖維	鈣	鐵
545kcal	19.8g	37.8g	34.9g	7.3g	90mg	2.2mg

維生素A	維生素D	維生素B_1	維生素B_2	維生素C	食鹽
174μg	0.5μg	0.69mg	0.38mg	184mg	2.2g

蔬菜濃湯

可以直接品嘗到南瓜、菠菜等當令鮮蔬美味的蔬菜濃湯。將蔬菜以調理機打成蔬菜泥，再用鮮奶油調理出醇厚的滋味、滑潤的口感，讓蔬菜本來的甜香更溫和怡人。

○菠菜

材料（4 人份）

菠菜 … 1 把
洋蔥（切片）… 1 顆
鮮奶油 … 100cc
高湯〔參考 p90〕… 600cc
鹽 … 適量
橄欖油 … 適量

作法

1. 鍋中放入足量的水，煮沸，再放入適量的鹽（分量外，約為水量的 3%），煮菠菜。
2. 平底鍋中放入橄欖油，加熱，將洋蔥炒軟。
3. 調理機中放入高湯、1、2，打勻。
4. 鍋中放入 3，以小火邊加熱邊放入鮮奶油攪拌，最後以鹽巴調味。

熱量	蛋白質	脂肪	碳水化合物	食物纖維	鈣	鐵
138kcal	3.8g	11.0g	7.0g	2.7g	58mg	1.5mg

維生素A	維生素D	維生素B1	維生素B2	維生素C	食鹽
286μg	0.1μg	0.11mg	0.17mg	27mg	1.0g

○南瓜

材料（4 人份）

南瓜 … 1/2 顆
洋蔥（切片）… 1 顆
牛奶 … 400cc
鮮奶油 … 100cc
水 … 500cc
鹽 … 適量
橄欖油 … 適量

作法

1. 南瓜去掉皮、瓜瓤、種籽，切成一口大小。
   ※ 南瓜先用保鮮膜包起來，再用 600w 的微波爐加熱 3 分鐘就比較好切開。
2. 平底鍋中放入橄欖油，加熱，將切片的洋蔥炒軟。
3. 鍋中放入 1、2、水，煮至南瓜變軟。
4. 調理機中放入 3，攪拌至滑順狀態。
   ※ 難以攪拌的話，可以加一點熱水。
   ※ 用濾網過濾會更滑順。
5. 鍋中放入 4，邊以小火加熱邊放入牛奶、鮮奶油攪拌。最後以鹽巴調味。
   ※ 很容易焦鍋，攪拌時需特別留意。

熱量	蛋白質	脂肪	碳水化合物	食物纖維	鈣	鐵
278kcal	6.8g	14.7g	30.3g	4.3g	147mg	0.7mg

維生素A	維生素D	維生素B1	維生素B2	維生素C	食鹽
418μg	0.4μg	0.13mg	0.26mg	48mg	0.9g

VEGETABLE
POTAGE SO

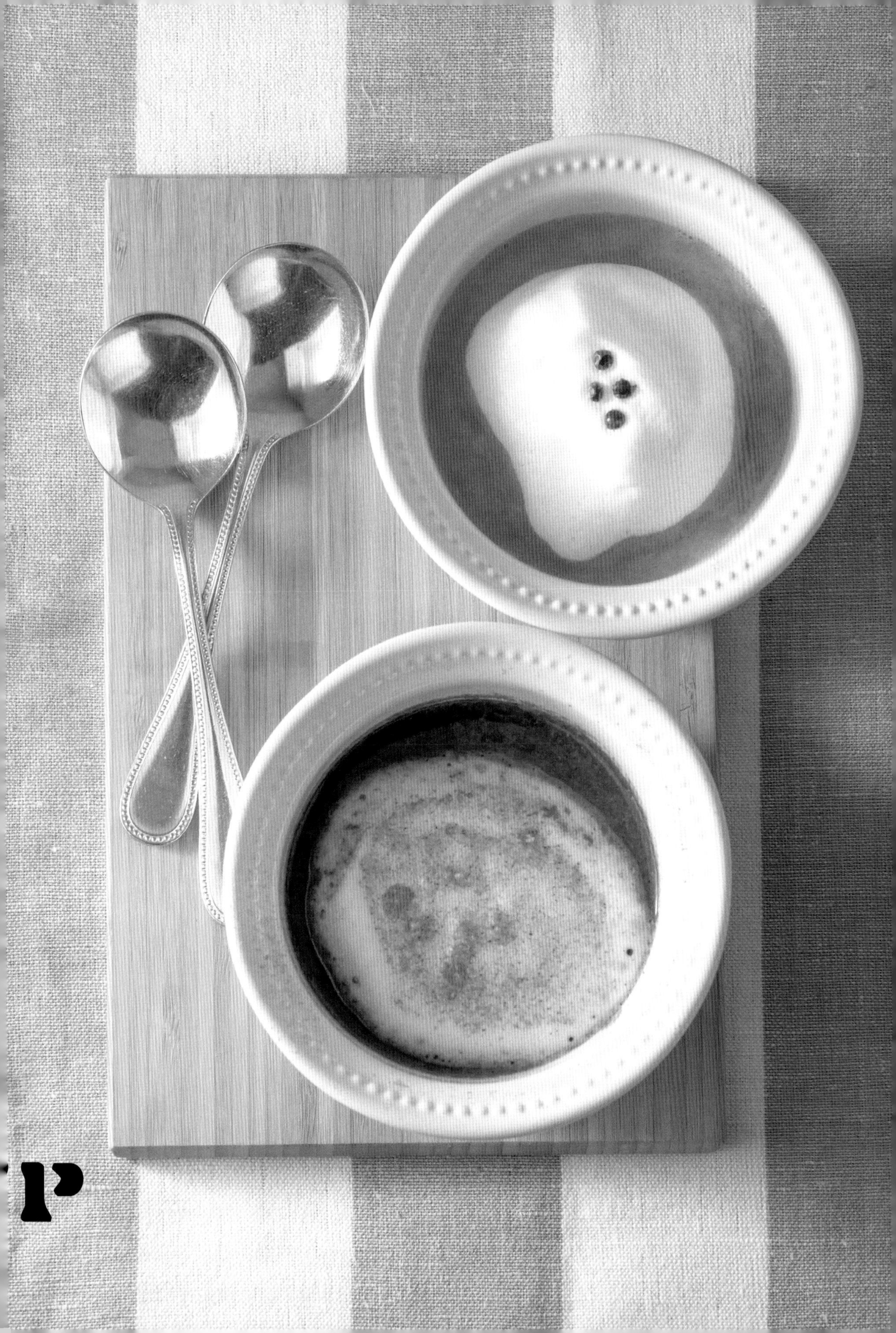

蘿蔔泥湯

冬天的代表蔬菜蘿蔔，可以煮出美味的蘿蔔湯。柴魚高湯中放入蘿蔔泥，再放入煎得香噴噴的日式年糕，就是一道日式年糕湯「雑煮」了。蘿蔔富含纖維質，能幫助消化，很適合當成一道小菜。又因為好消化，當宵夜也很不錯。

材料（2人份）

高湯〔參考 p90〕… 400g
薄口醬油 … 1.5 大匙
味醂 … 2 大匙

蘿蔔 … 半根
日式年糕 … 2 個
香菇 … 6 朵
山芹菜 … 適量
芝麻七味粉 … 適量

作法

1. 蘿蔔磨成泥（太辣的話，可以快速泡水一下），輕輕擰掉水分。

2. 日式年糕切成一口大小，用平底鍋煎或用烤箱烤。

3. 鍋中放入高湯、薄口醬油、味醂、香菇，煮沸後放入 **1**，再次煮沸。

4. 盛入碗中，放上 **2**，再用山芹菜、芝麻七味粉調味。

熱量	蛋白質	脂肪	碳水化合物	食物纖維	鈣	鐵
177kcal	3.5g	0.4g	37.0g	1.8g	16mg	0.3mg

維生素A	維生素D	維生素B_1	維生素B_2	維生素C	食鹽
14μg	0.1μg	0.06mg	0.07mg	5mg	1.4g

DAIKON SOUP

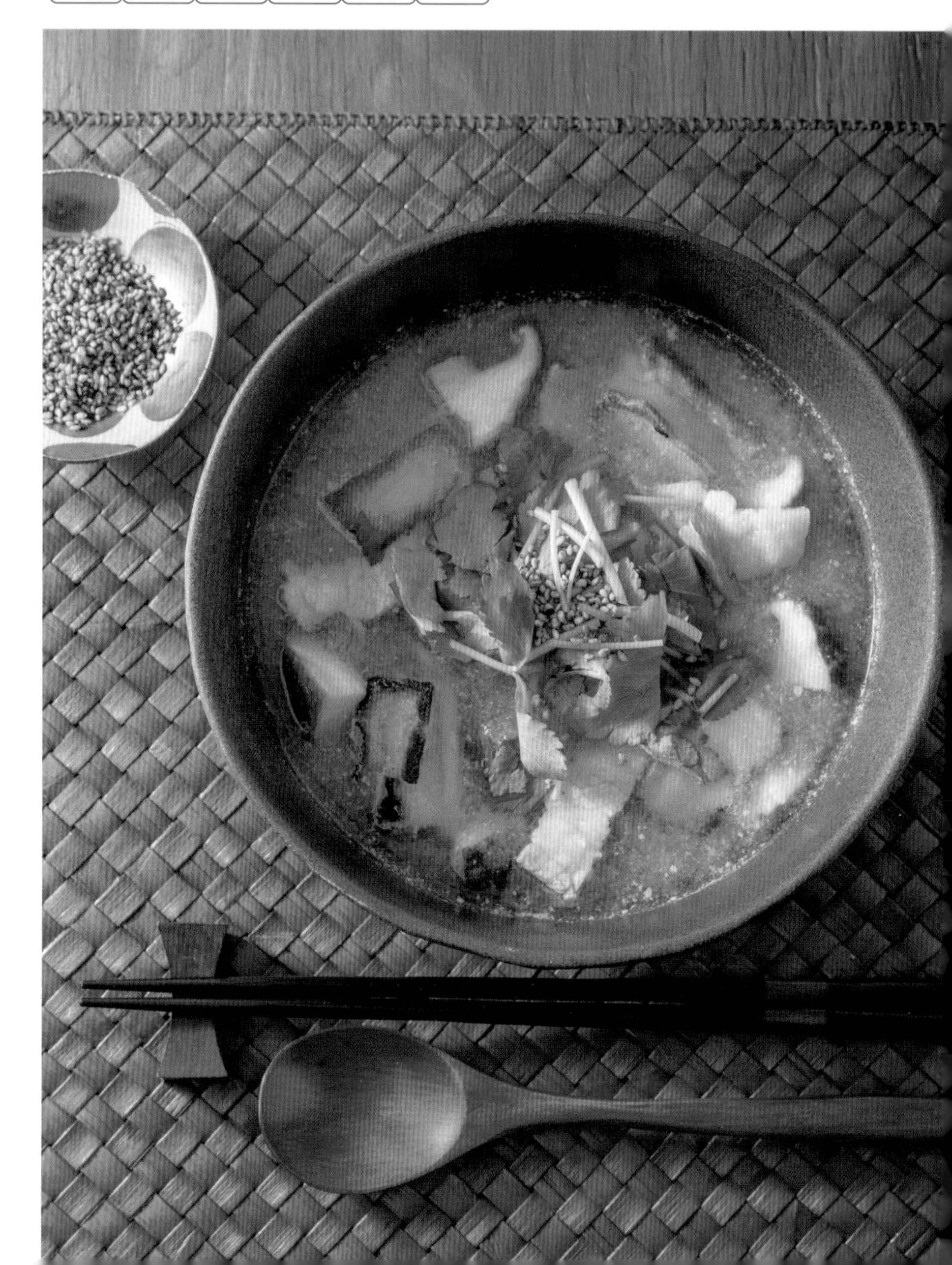

PORK & VEGE MISO SOUP

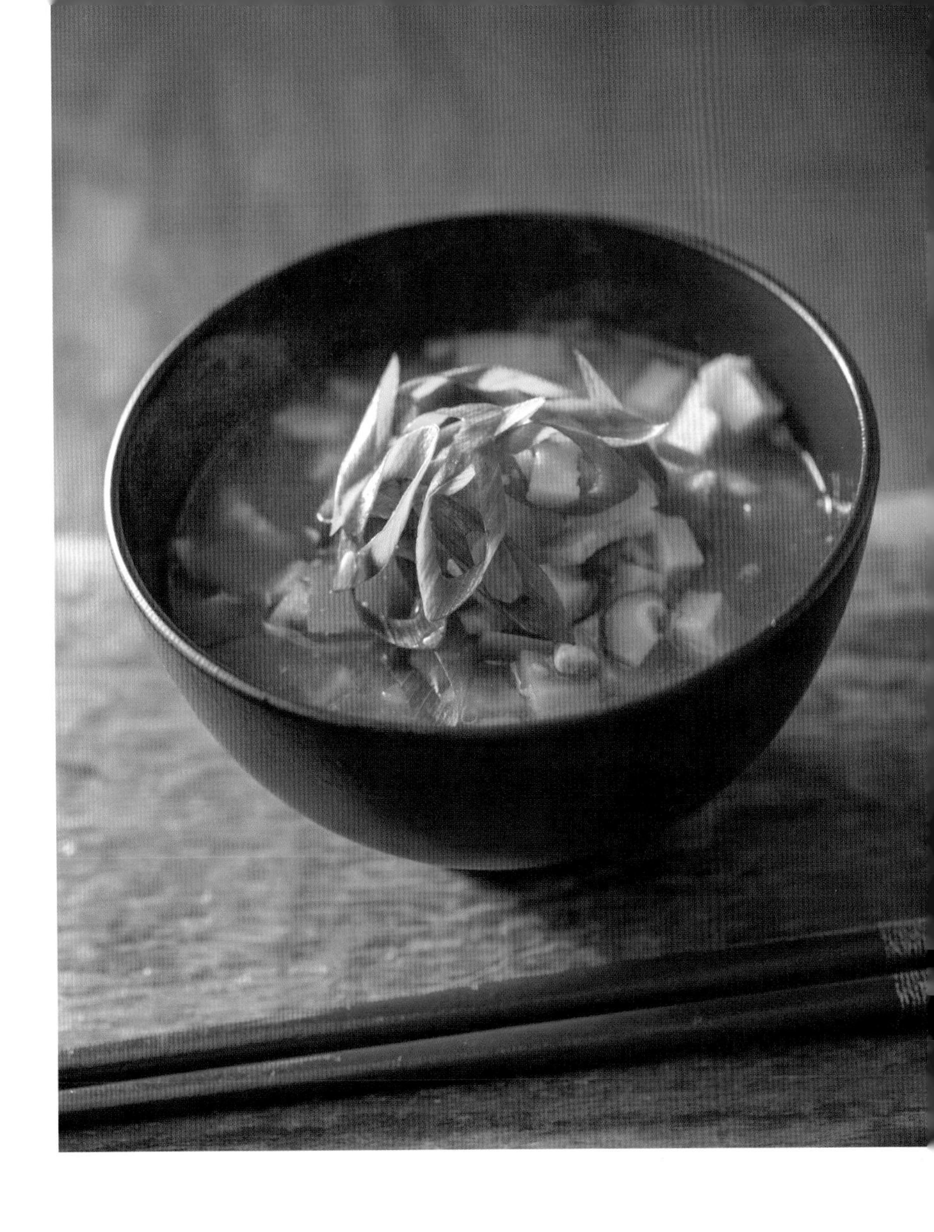

什錦豬肉湯

由根菜類、蘑菇等種類豐富的時令蔬菜和豬肉所煮出來的豬肉湯。一碗湯裡就能吃到各種好料，也很下飯，請務必時常端上餐桌。這道湯品雖予人秋冬料理的感覺，但用春夏蔬菜也能煮出讚不絕口的美味。

材料（4 人份）

豬五花肉 … 180g
胡蘿蔔 … 1/3 根
白蘿蔔 … 1/8 根
蒟蒻 … 80g
炸豆皮 … 1 片
牛蒡 … 1/3 根
竹輪 … 1 根
香菇 … 4 朵
小芋頭 … 3 顆

蔥薑油〔參考 p100〕… 適量
芝麻油 … 少許
味噌 … 5 ～ 6 大匙
醬油 … 1 小匙
味醂 … 1 小匙

高湯〔參考 p90〕… 600cc
青蔥 … 適量

作法

1. 豬五花肉切成 4cm 長。白蘿蔔、胡蘿蔔切成扇形，香菇切成薄片，牛蒡削成薄片，竹輪、小芋頭切成一口大小。
2. 蒟蒻用手撕成合口大小，然後泡水去澀。
3. 炸豆皮橫向對切，再切成 1cm 寬。
4. 鍋中放入蔥薑油、芝麻油，炒豬五花肉，再放入 **1** 的材料下去炒。
5. 接著放入高湯下去煮。待蔬菜煮軟後，放入 **2**、**3**，煮沸後，用味醂、醬油、味噌調味。
6. 盛碗，放上青蔥。

熱量	蛋白質	脂肪	碳水化合物	食物纖維	鈣	鐵	維生素A	維生素D	維生素B_1	維生素B_2	維生素C	食鹽
220kcal	9.0g	13.9g	14.4g	4.2g	59mg	1.4mg	61μg	0.2μg	0.22mg	0.11mg	6mg	2.2g

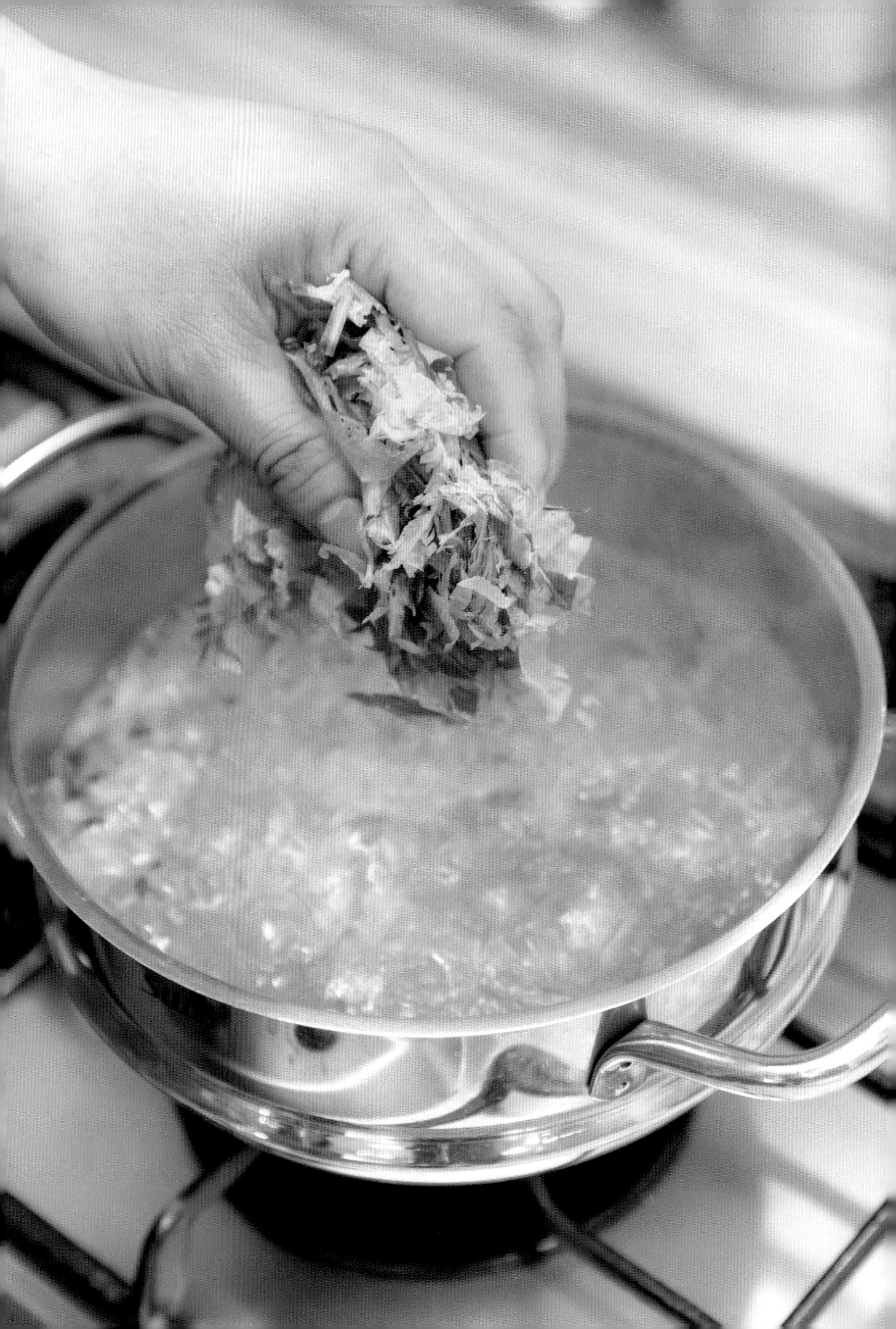

HOW TO COOK BASIC

日本人特有的敏感，最能品味出柴魚高湯的濃郁與鮮美。最近市面上有許多即溶高湯，非常方便，但我認為應該趁孩子還小的時候，讓他們體驗真正的高湯滋味。 專家表示，味覺的發展期是 3 至 12 歲，能否在這段時間體驗真正的滋味，對日後味覺的影響相當大。

高湯是料理美味的關鍵之一。只要慎選優質的食材，要做出美味高湯並非難事。這裡介紹許多用於本書食譜中，極其基本、簡單又美味的高湯烹調方法。我的高湯重點在於確實熬煮柴魚片。光用柴魚片便能增加濃郁風味了。

高湯可放進冰箱冷藏 4 ～ 5 天，因此不妨多做一點，放進保特瓶中隨時運用。

基本的高湯
Basic Dashi

DASHI

材料〔1000cc 分〕

柴魚片 … 35g

水 … 1000cc

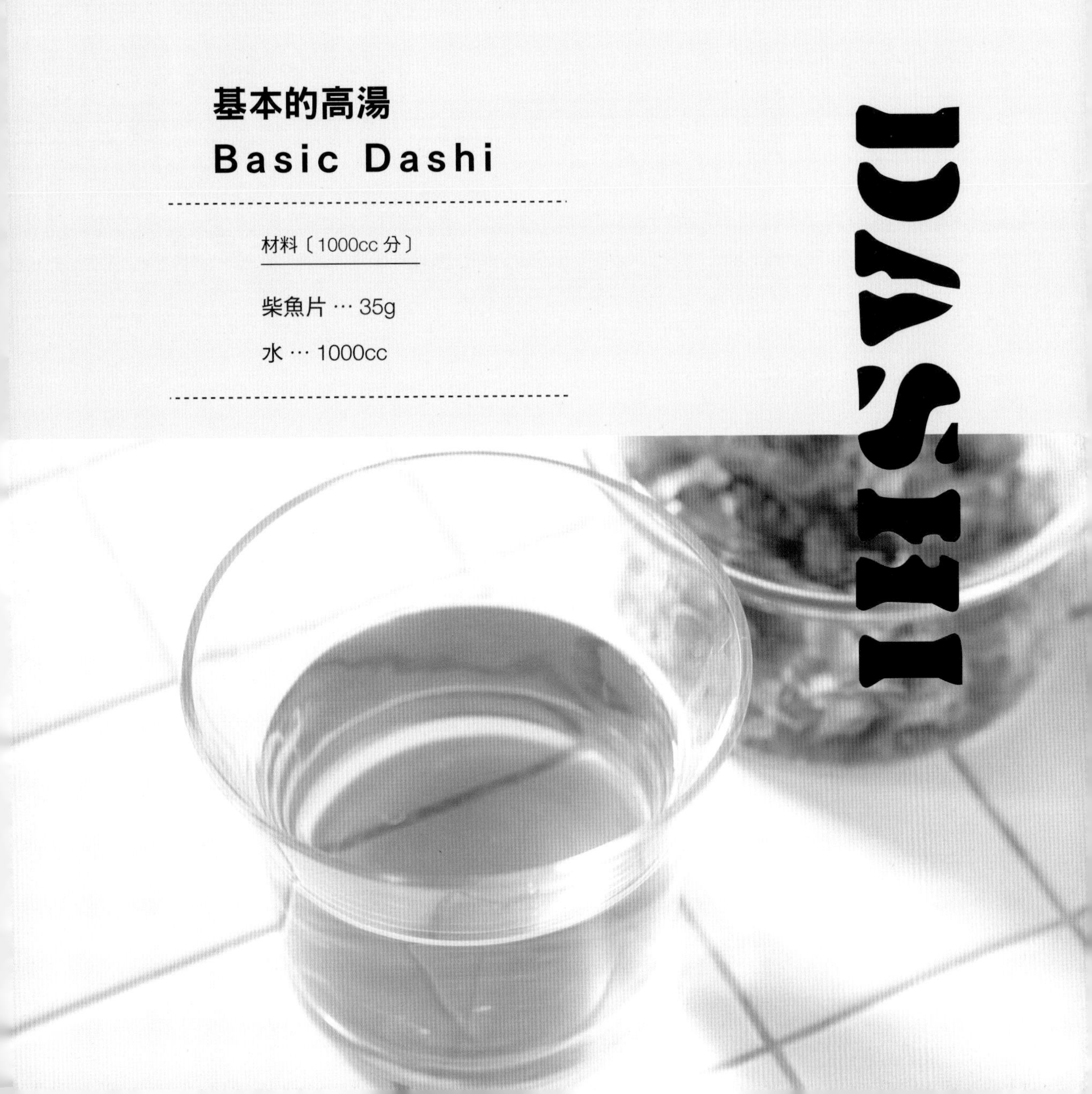

作法

1. 煮一鍋沸水。

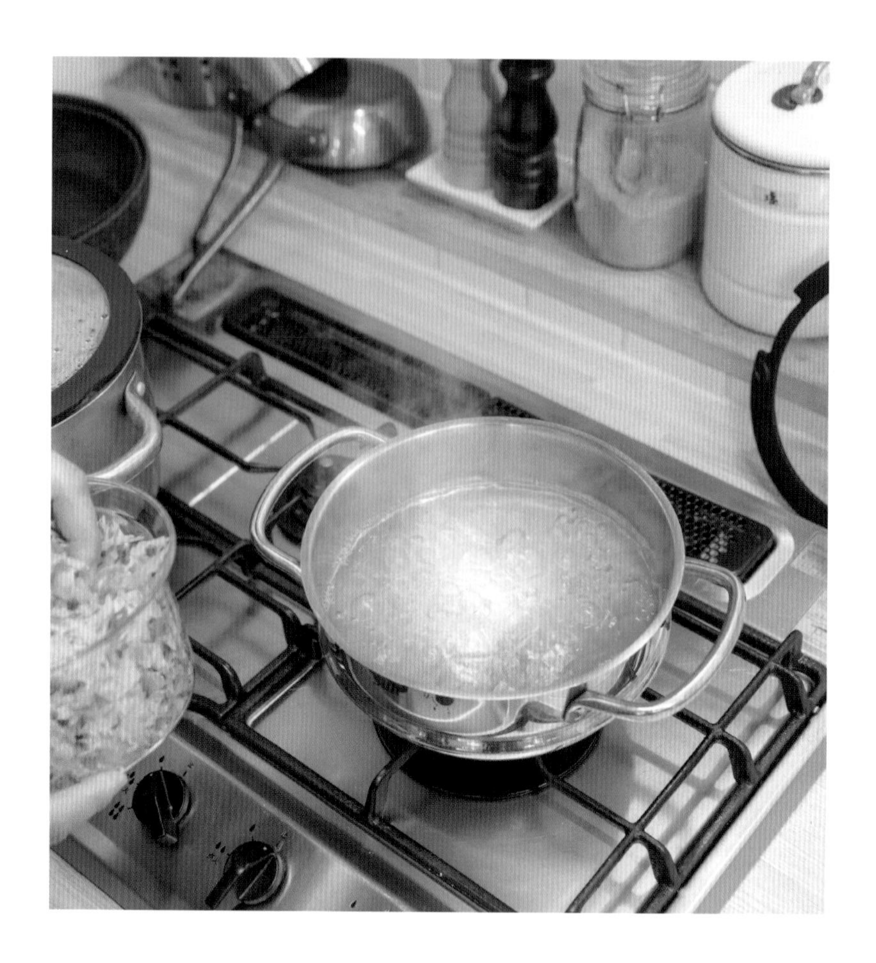

2. 放入柴魚片，煮 5 分鐘左右。

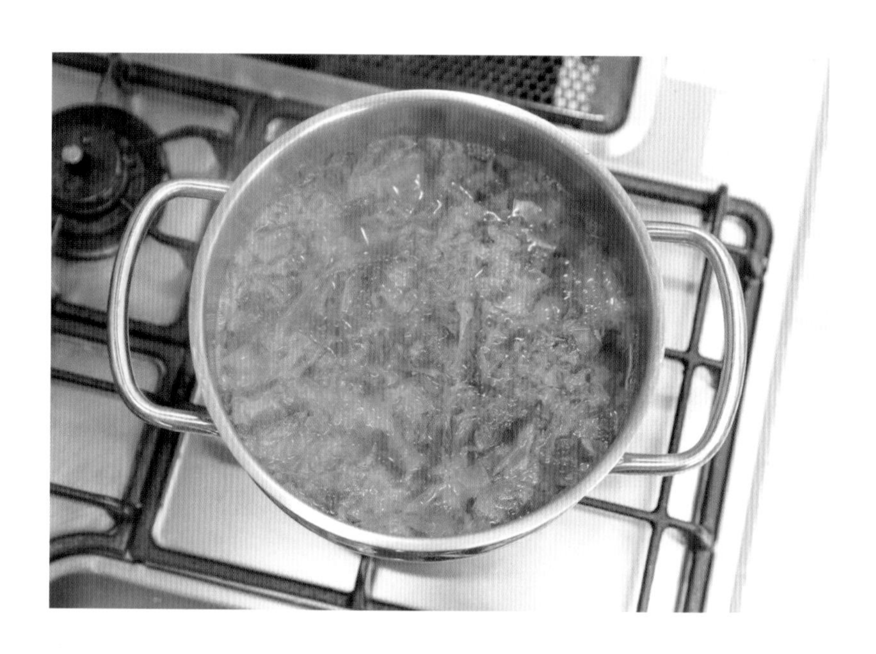

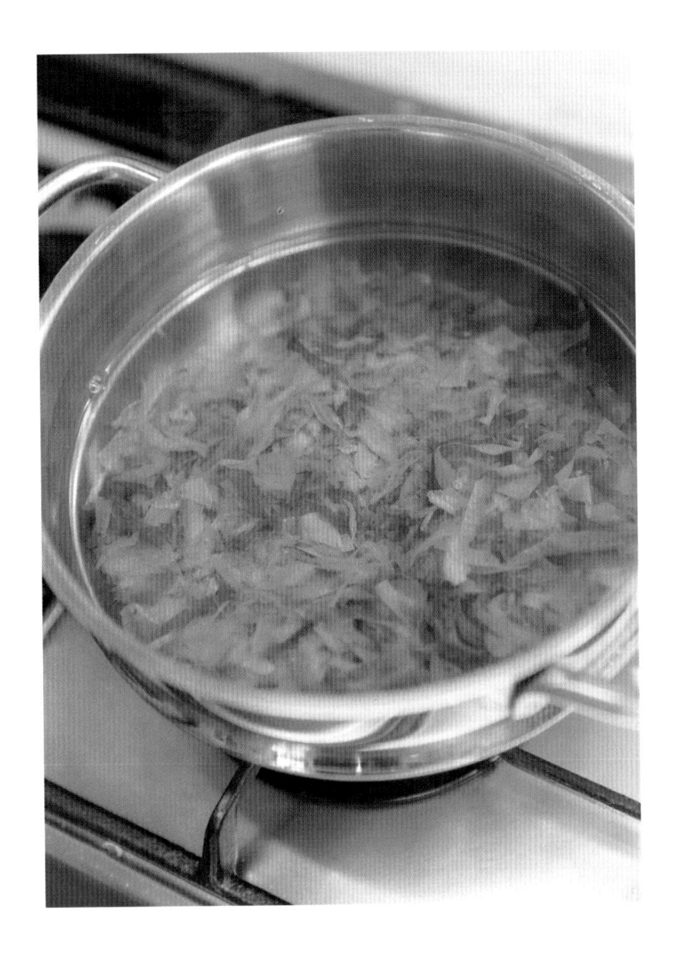

3. 熄火，直接放涼。

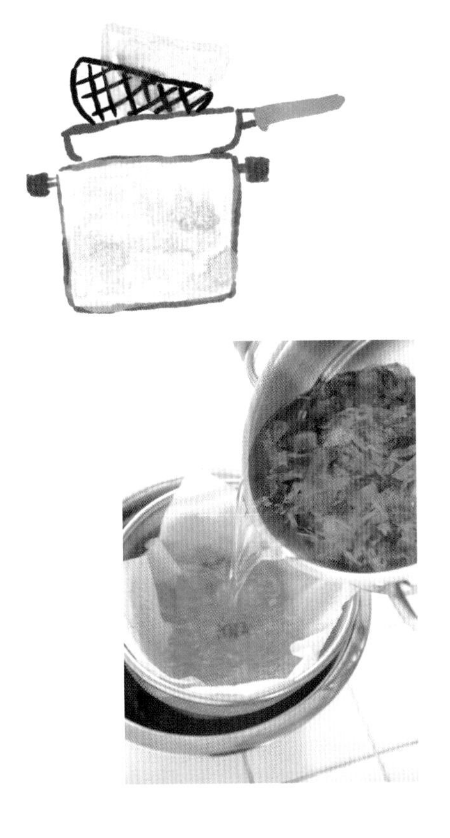

4. 在濾網中放一張廚房紙巾，然後用濾網撈出柴魚片。

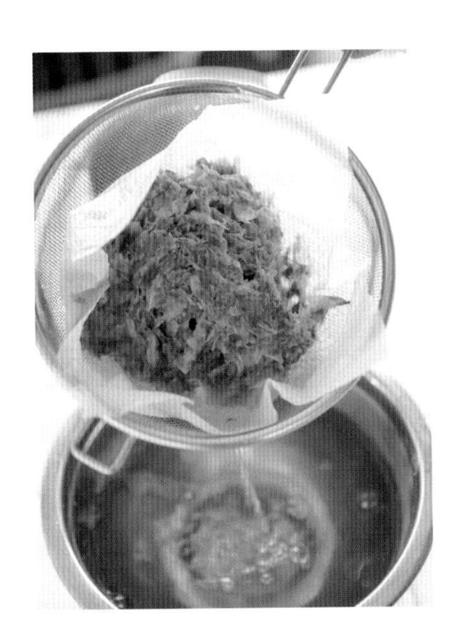

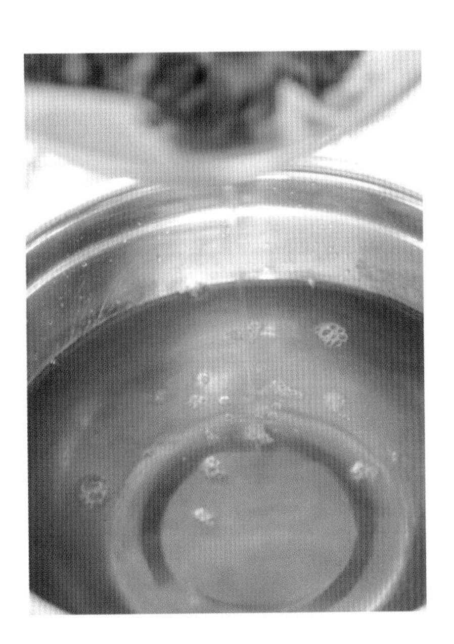

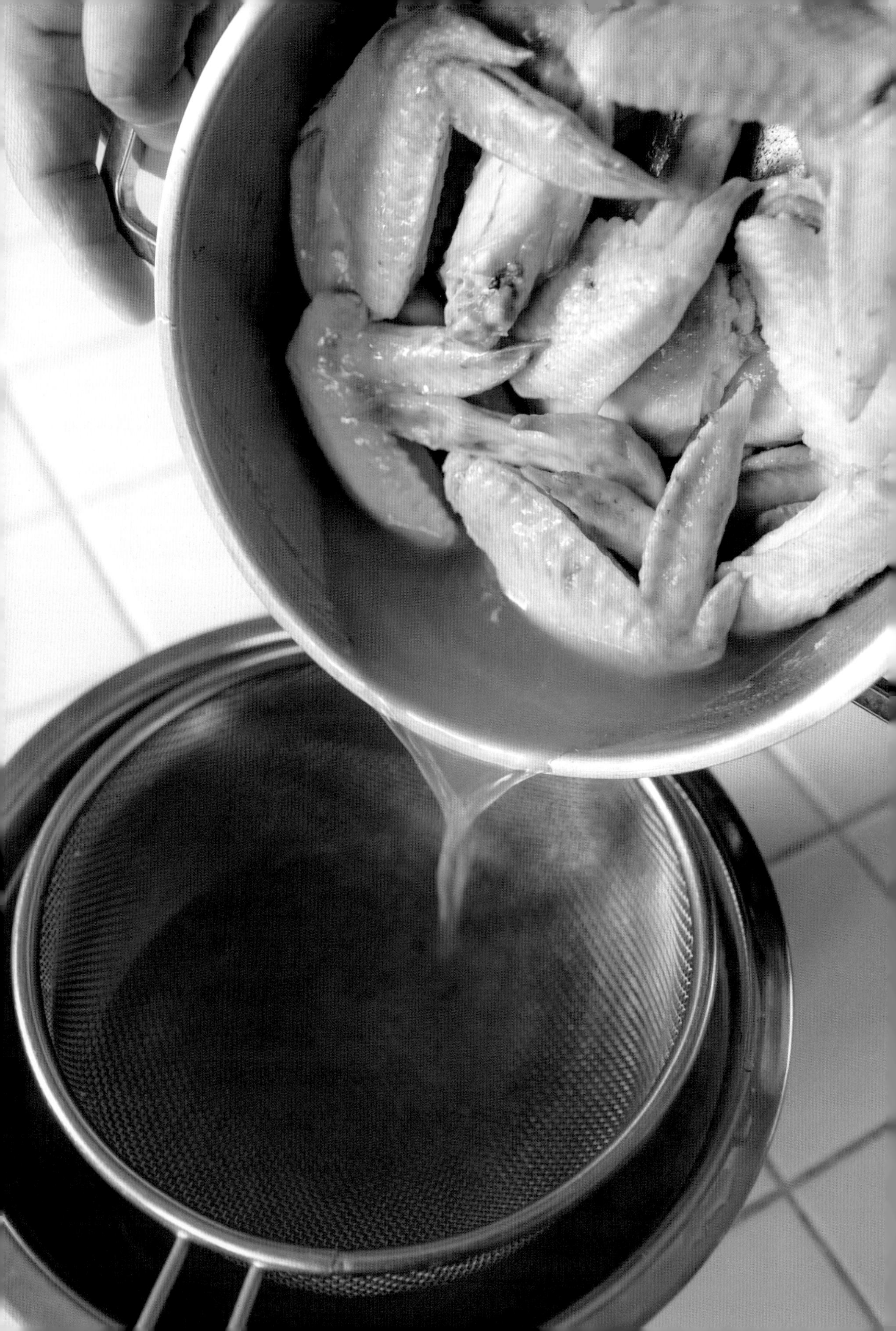

HOW TO COOK **BASIC**

雞湯是西式湯品的基本元素，至今仍有許多法式餐廳依然用雞骨架或整隻雞來熬高湯。但是，一般家庭的話，我建議到超市買經濟實惠的雞翅來烹煮。作法很簡單，將一堆雞翅放入大鍋中，加水，慢慢熬煮。濾掉油脂的金黃色清澈雞湯富含膠原蛋白，能幫助小朋友成長發育，也頗有美容功效。

請盡量不要用市售的高湯，讓小朋友體驗道地且濃郁的雞湯風味吧。

雞湯

Chicken Soup

CHICKEN SOUP

材料〔1000cc 分〕

雞翅 … 2kg

水 … 1000cc

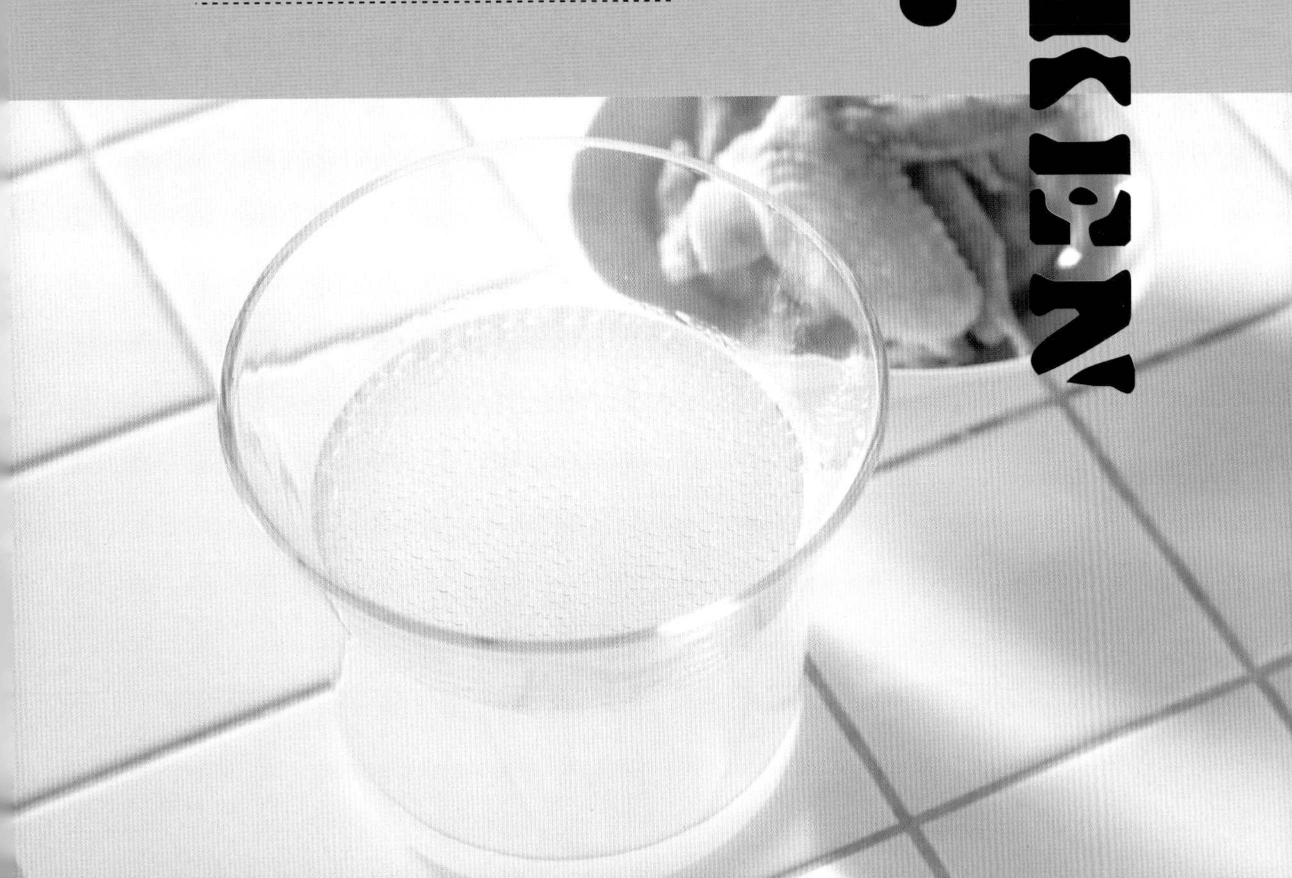

作法

1. 用流水沖洗雞翅，再放入鍋中，倒入水。

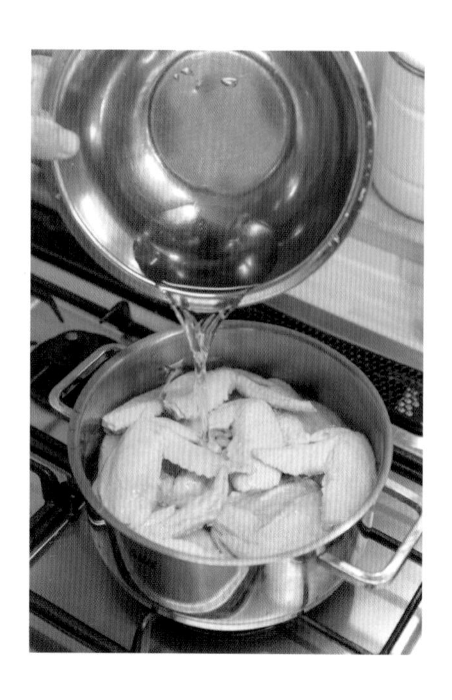

2. 以大火加熱，煮沸後轉小火，撈去浮沫。

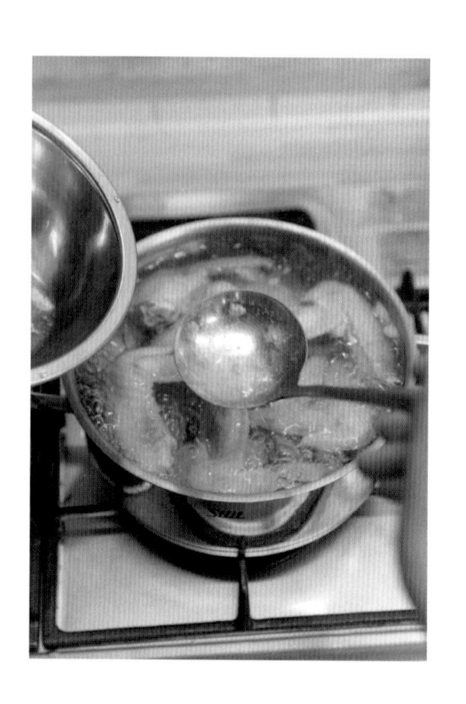

3. 撈去浮油。

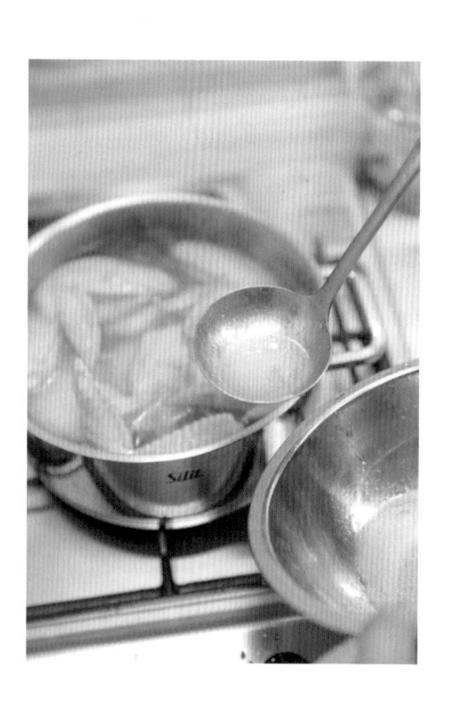

4. 以小火燉煮 2 小時。

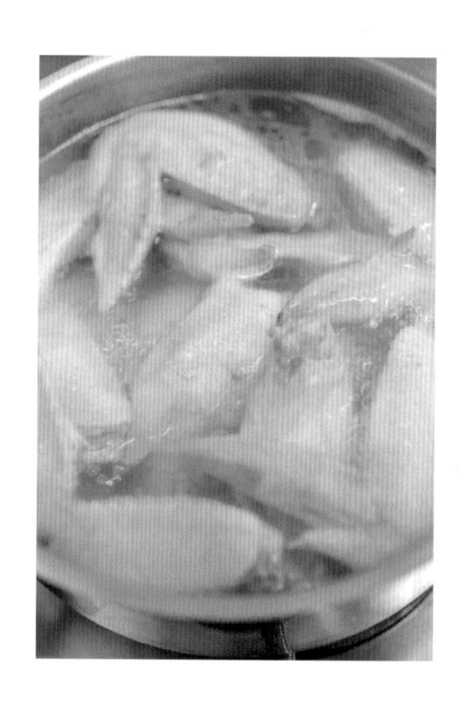

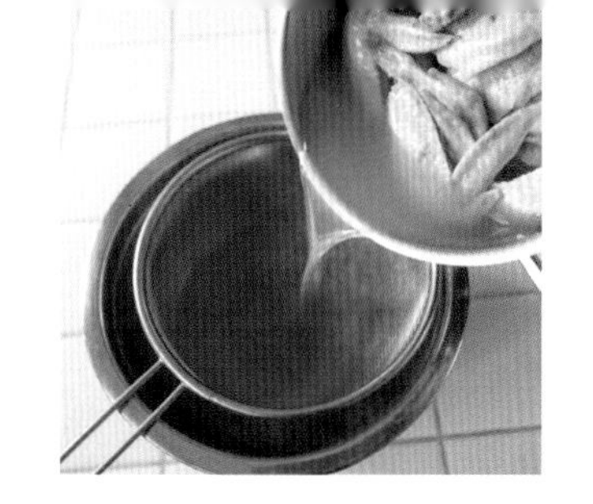

5. 待雞湯充分熬出來後，熄火，直接放涼，再用濾網取出雞翅。

6. 雞湯冷卻後會凝固成果凍狀，請將上面的油脂舀掉，再將雞湯放入容器中保存。
※ 可冷藏 4 ～ 5 天。　※ 冷凍的話，可放入製冰盒以便使用。

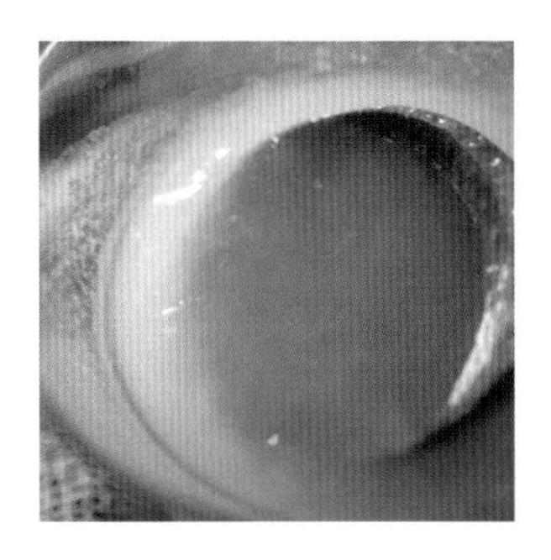

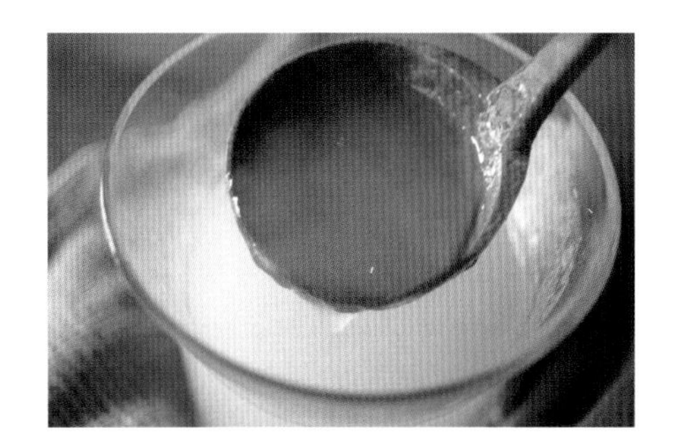

熬湯後的雞腿，
華麗變身成一道可口料理

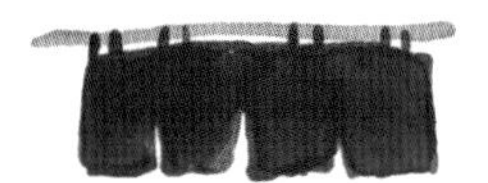

甘煮雞翅

將步驟 5 撈出來的雞翅放入鍋中，加熱，再裹上醬油、糖、味醂等，就是一道可口的甘煮雞翅。由於雞翅已經熟了，因此快速裹上調味料煮至收汁即可。可當配菜、便當菜，更是很棒的下酒菜！

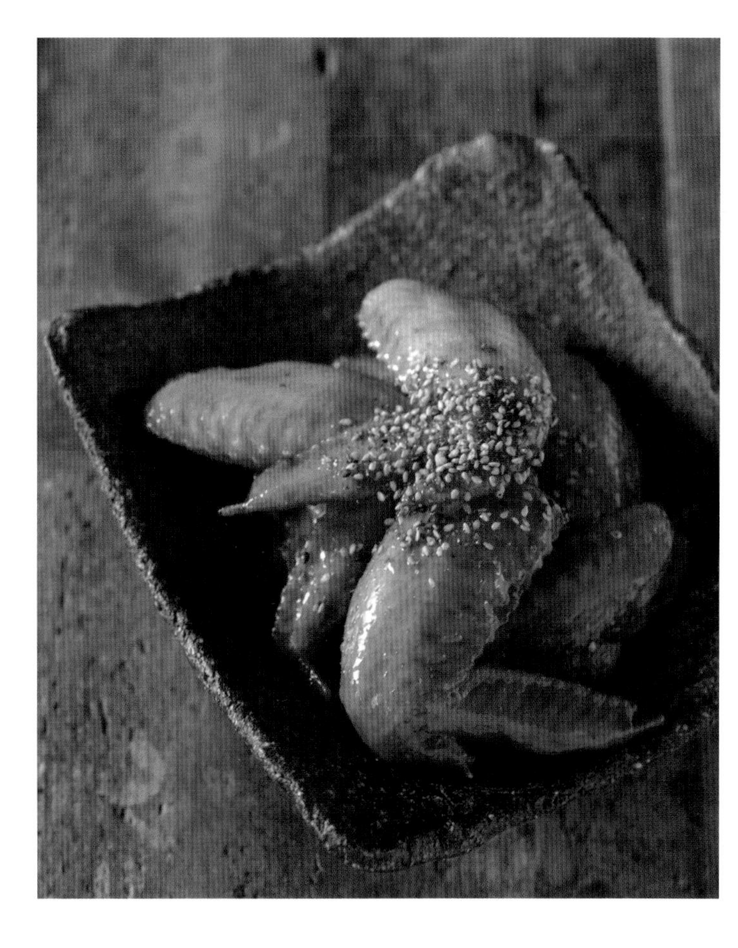

HOW TO COOK BASIC

各種萬用醬、調味油、沙拉醬
Sauce,Oil & Dressing

說到家庭常備的醬料、調味料，不外乎醬油、伍斯特醬、番茄醬、美乃滋等，但我還會利用各種調味料，香草，油、辛香料蔬菜等，做成常備醬或沙拉醬。只要有這些好幫手，便能搞定各種調味，可在料理起鍋前淋一點，也可用來醃肉，用途極廣，美味更升級。本書食譜經常使用這些醬料，因此請將它們列入您展示廚藝的一環吧！

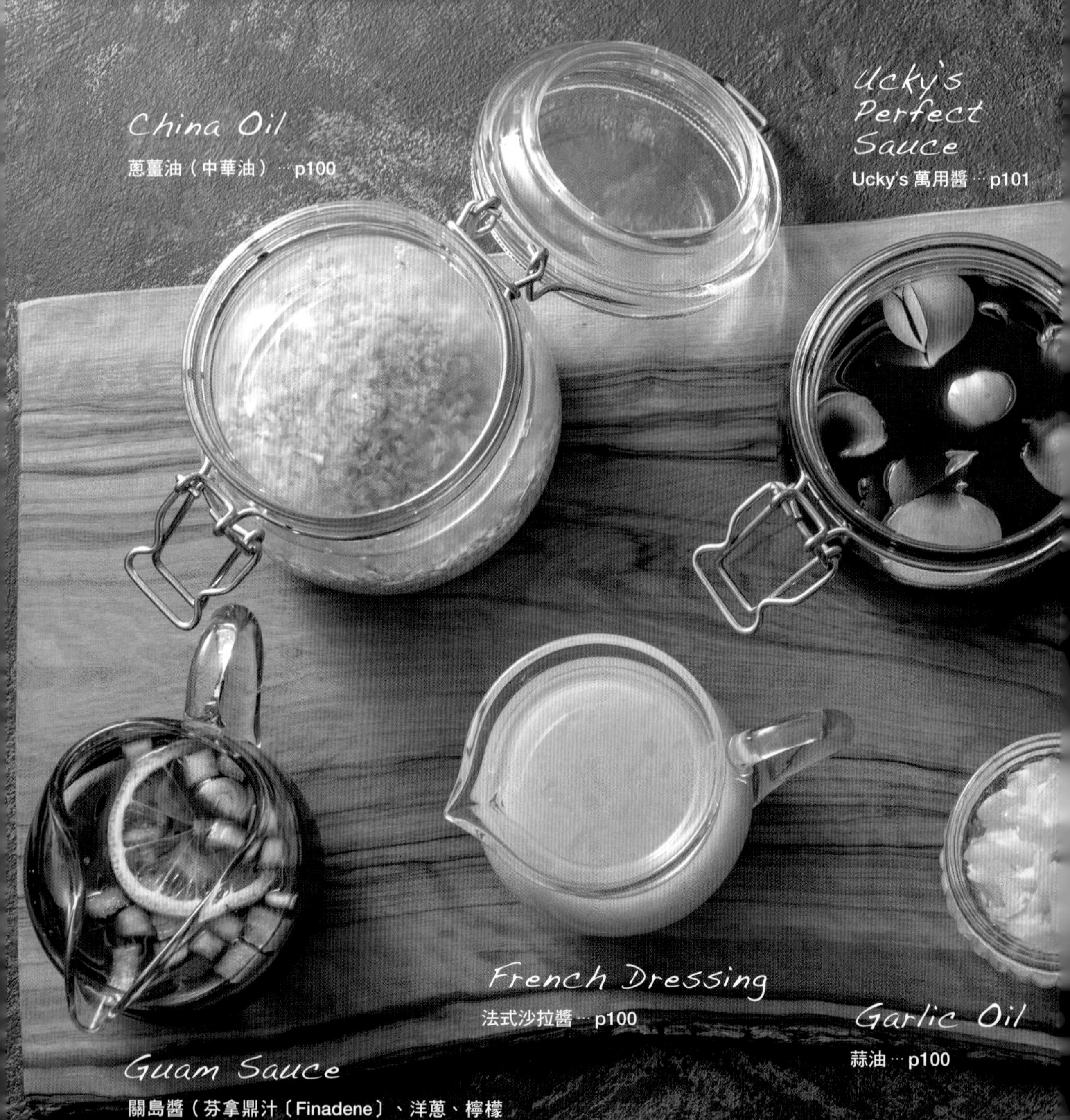

China Oil
蔥薑油（中華油）⋯p100

Ucky's Perfect Sauce
Ucky's 萬用醬⋯p101

French Dressing
法式沙拉醬⋯p100

Garlic Oil
蒜油⋯p100

Guam Sauce
關島醬（芬拿鼎汁〔Finadene〕、洋蔥、檸檬等調成的清爽醬汁）⋯p101

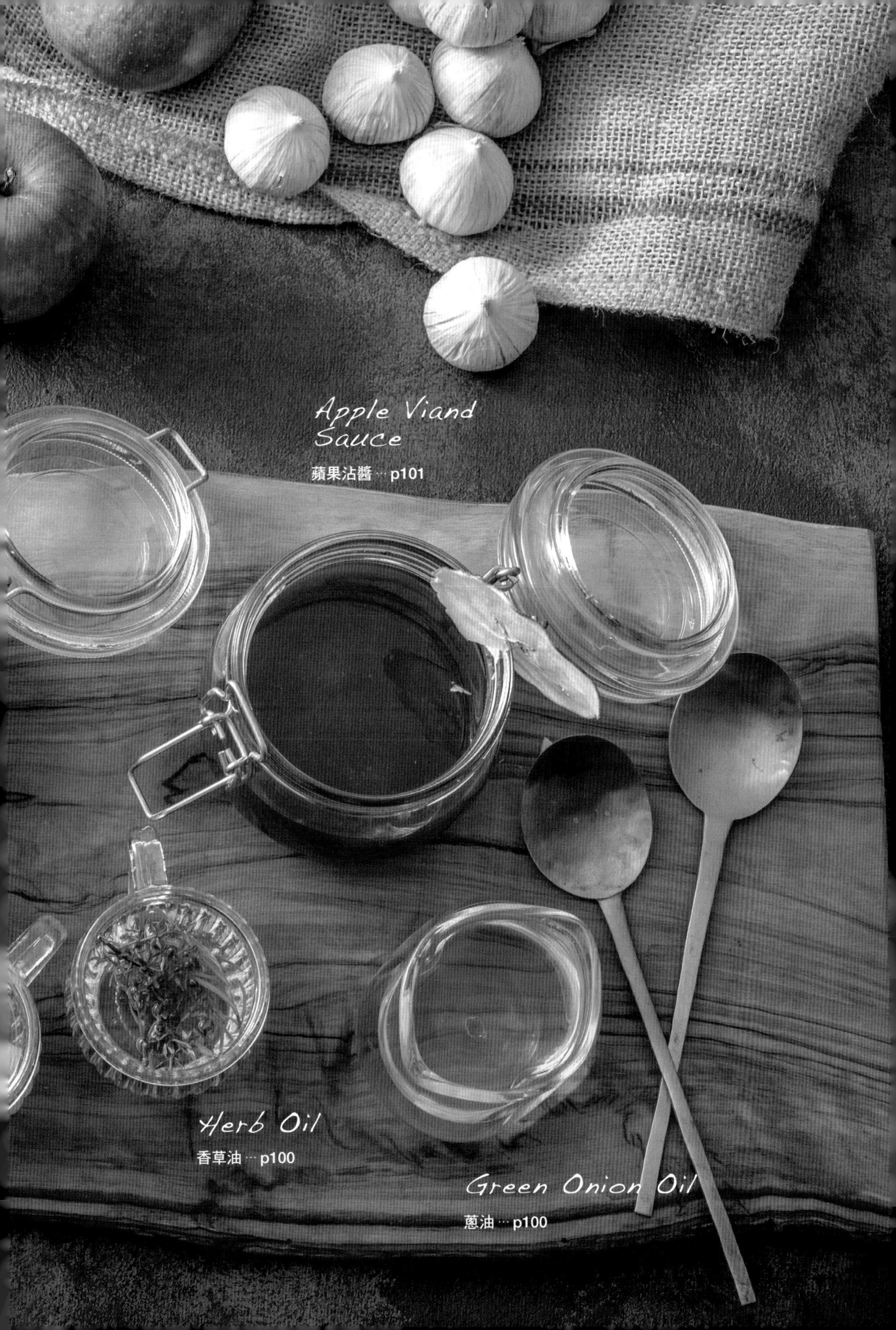

Apple Viand Sauce

蘋果沾醬 ⋯ p101

Herb Oil

香草油 ⋯ p100

Green Onion Oil

蔥油 ⋯ p100

蔥油

材料

青蔥（綠色部分）…1根
沙拉油…200cc

取一深平底鍋或炒鍋，放入沙拉油，以小火加熱。放入切成細末的青蔥，加熱至青蔥變成深咖啡色後熄火，靜置一晚，過濾即可使用。

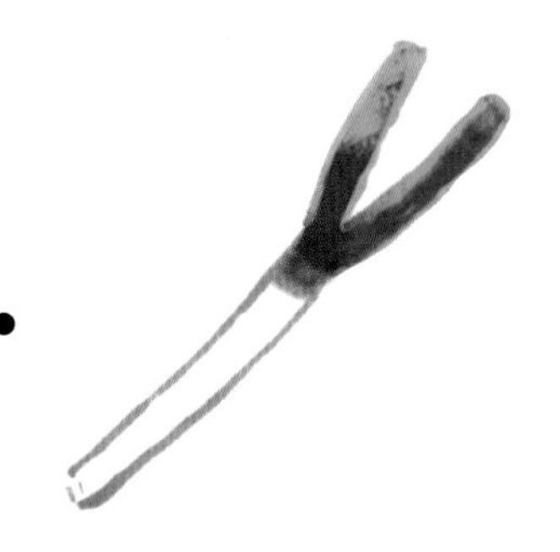

蒜油

材料

大蒜…200g
沙拉油或橄欖油…200cc

大蒜去皮，用菜刀拍碎後，切成粗末。平底鍋中放油，再放入大蒜，以小火加熱。待油快要沸騰前熄火，放涼後即可使用。

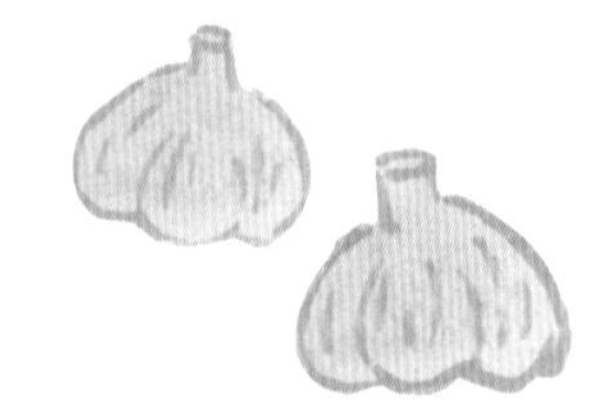

香草油

材料

百里香…1根
迷迭香…1根
橄欖油…200cc

容器中放入橄欖油，再放入百里香、迷迭香，靜置2、3天，讓香草的香味溶入油中即可使用。

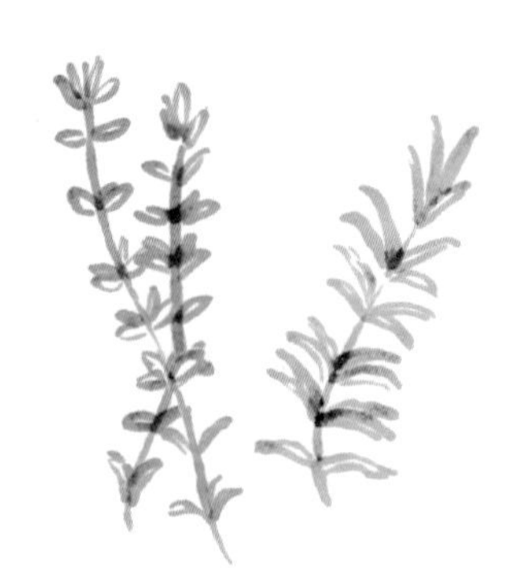

蔥薑油（中華油）

材料

青蔥（白色部分）…2根
生薑…100g
沙拉油…200cc

平底鍋中放入沙拉油，以小火加熱，再放入切成細末的蔥白、生薑，在沸騰前熄火，放涼即可使用。

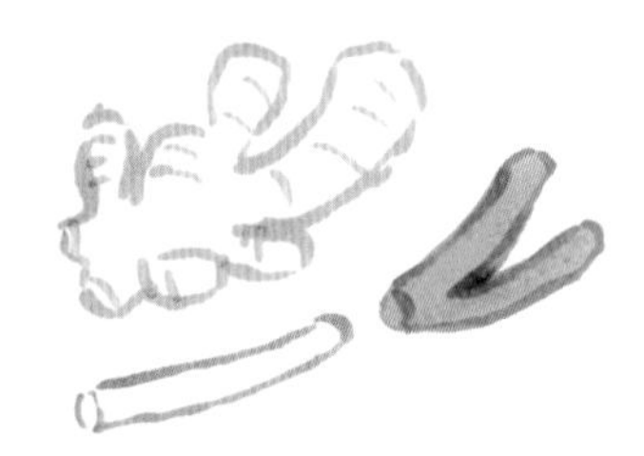

法式沙拉醬

材料

A
洋蔥 1顆
大蒜 2瓣
米醋 180cc
白葡萄酒醋 180cc
糖 60g

橄欖油 360cc
鹽、胡椒 適量

洋蔥切成2cm小塊。將A的材料全部放入調理機中攪拌，再一點一點放入橄欖油攪拌（一起放入攪拌會油水分離，須留意），最後用鹽、胡椒調味。

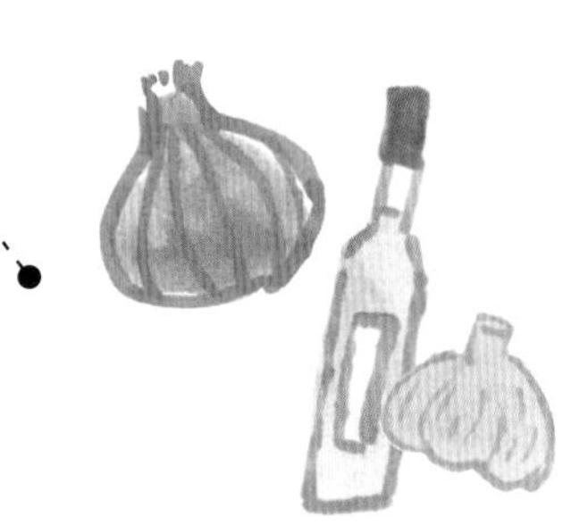

凱薩沙拉醬

材料

法式沙拉醬〔參考 p100〕… 30cc
美乃滋 … 3 大匙
帕馬森起司 … 適量

容器中裝入所有材料，拌勻即可使用。

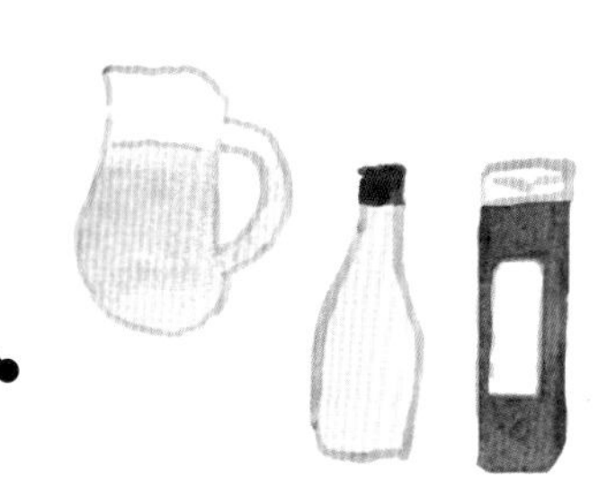

關島醬（芬拿鼎汁〔Finadene〕、洋蔥、檸檬等調成的清爽醬汁）

材料

洋蔥 … 200g
醬油 … 400cc
米醋 … 200cc
檸檬 … 50g
朝天椒 … 適量

洋蔥切成碎末，檸檬、朝天椒切片。將所有材料放入容器中，拌勻即可使用。

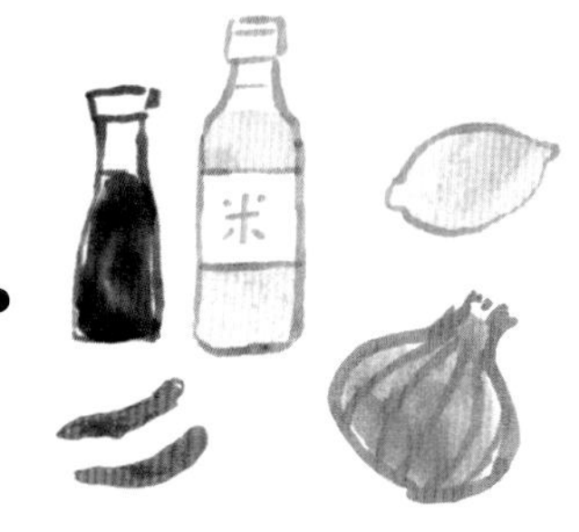

Ucky's 萬用醬

材料

醬油 … 250cc
糖 … 250cc
蒜 … 25g
生薑 … 25g

容器中放入醬油和糖，再放入切片的大蒜和生薑，拌勻即可使用。

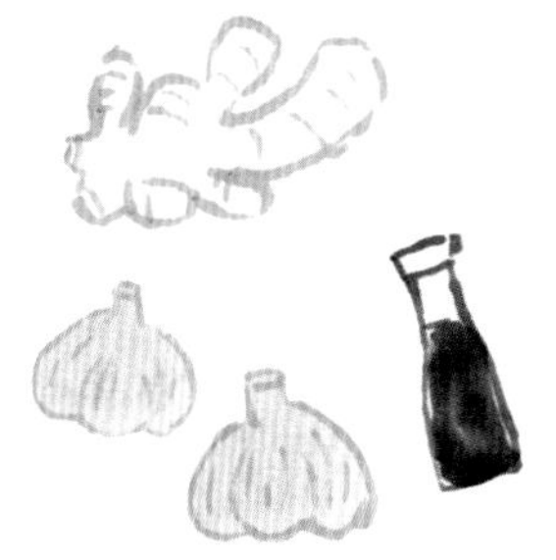

蘋果沾醬

材料

蘋果 … 2 顆
洋蔥 … 1 顆
蒜 … 2 瓣
米醋 … 90cc
醬油 … 400cc
味醂 … 100cc
生薑汁 … 30cc
蘋果汁 … 100cc
胡椒 … 適量

蘋果、洋蔥、大蒜皆磨成泥。將所有材料放入容器中，拌勻即可使用。

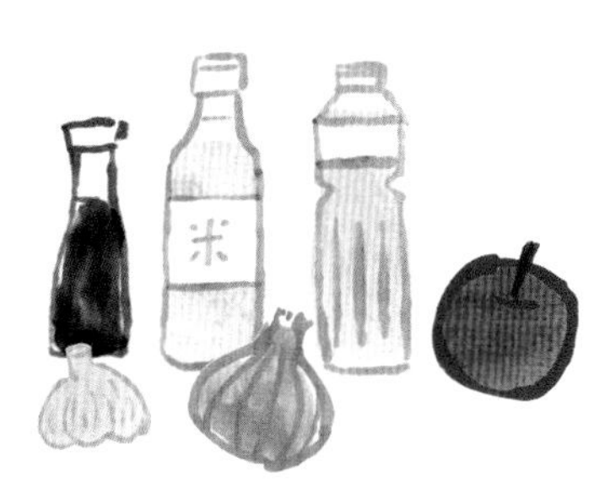

Choose your favorite!

各種健康又美麗的甜點

Healthy Sweets

我們每天所吃的豆類、乳製品、水果等，還能做成可口的甜點喔。即便是常吃的優格、香蕉，只要在容器或擺盤上下一點工夫，就能變身成咖啡館中的美麗甜點了。

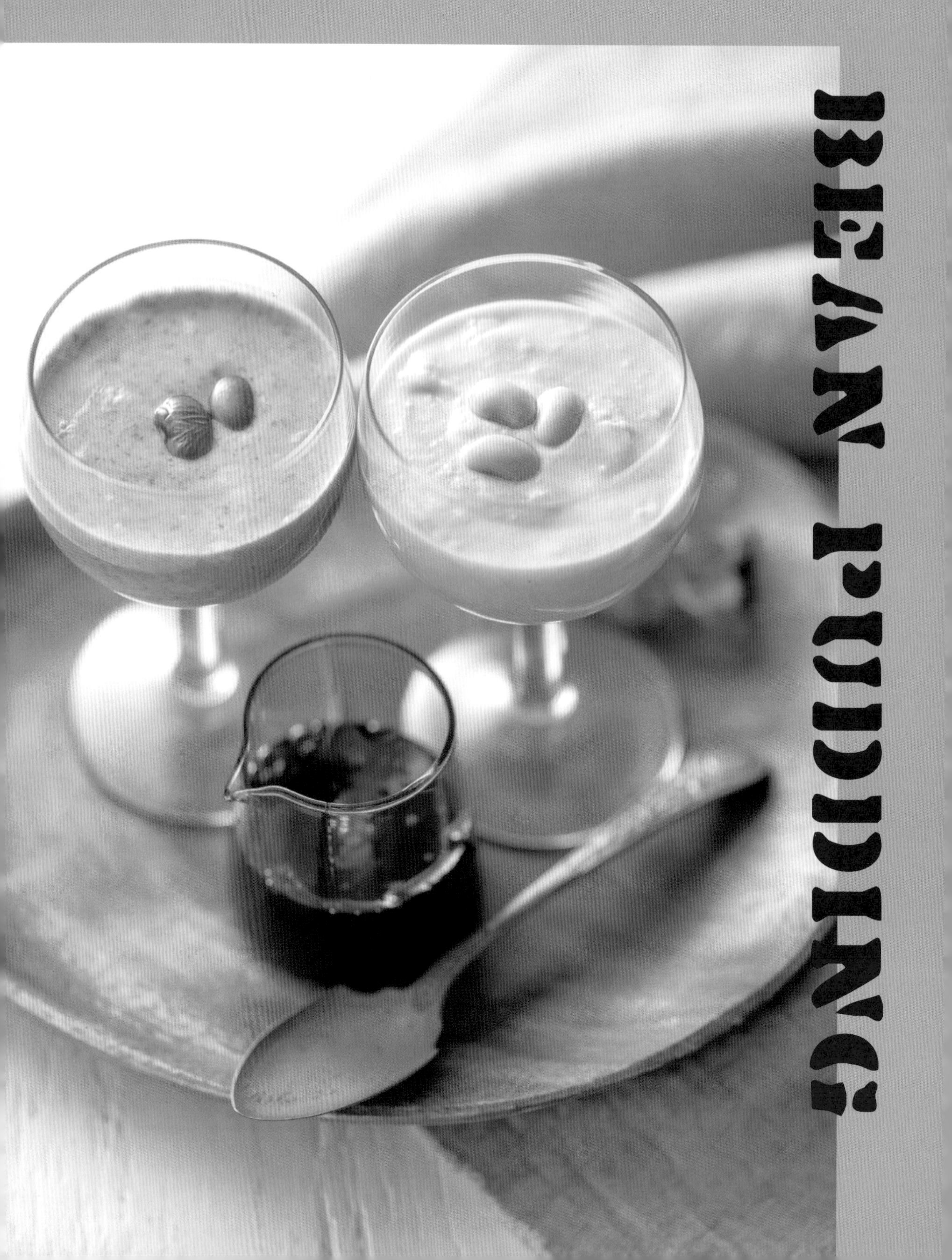

豆豆布丁

大豆或紅豆等豆類，是富含植物性蛋白質、纖維質、維生素 B_1 等的超級食物。將水煮大豆打成泥狀，再用吉利丁稍微凝固，就是一款口感濃稠滑潤的豆豆布丁了，很適合當成餐後甜點。

材料（4 人份）

乾菜豆（或紅豆）… 200g
牛奶 … 300cc
糖 … 20g
吉利丁粉 … 5g
冰水 … 40cc
黑糖蜜 … 適量

作法

1. 將乾菜豆放入鍋中，泡水一晚，使之回軟。
2. 將吉利丁粉泡在冰水中。
3. 加熱 1，煮至豆子變軟為止，用濾網撈出來備用。
   ※ 留下幾顆豆子於最後放在成品上面。
4. 另起一鍋放入牛奶、糖，邊加熱邊攪拌至糖溶化為止。
   ※ 沸騰前熄火。
5. 將 3 放入調理機中，再將 4 趁熱放進去，攪拌至滑順為止。
6. 將 5 放入調理盆中，再放入 2，邊隔水加熱邊攪拌溶化。
   ※5 的液體必須加熱，才能讓吉利丁溶化。
7. 將 6 裝入容器中，放入冰箱冷藏使之凝固。上面點綴步驟 3 留下來的豆子，再隨喜好淋上黑糖蜜享用。

熱量	蛋白質	脂肪	碳水化合物	食物纖維	鈣	鐵
240kcal	13.5g	4.0g	37.4g	9.7g	148mg	3.0mg
維生素A	維生素D	維生素 B_1	維生素 B_2	維生素C	食鹽	
29μg	0.2μg	0.28mg	0.21mg	1mg	0.1g	

水果優格冰沙

打發鮮奶油和優格混合後冷凍，再用叉子戳一戳，入口即化的牛奶冰沙便大功告成。再搭配大量的季節水果，就有芭菲的感覺了。

材料（2 人份）

鮮奶油 … 100cc
細砂糖 … 20g
優格 … 100g
喜歡的水果 … 適量
蜂蜜、楓糖漿 … 適量

作法

1. 調理盆中放入鮮奶油和細砂糖，用手持電動攪拌器打發至奶油可立起尖角為止。
2. 再放入優格，用橡皮刮刀攪拌至滑順為止。
3. 將 2 放入冰箱冷凍，使之凝固。
4. 從冰箱取出 3，用叉子戳碎。
5. 將 4 放入容器中，再隨意放上喜歡的水果。
6. 隨喜好淋上蜂蜜或楓糖漿享用。

熱量	蛋白質	脂肪	碳水化合物	食物纖維
283kcal	5.6g	21.2g	18.4g	0.9g
鈣	鐵	維生素A	維生素D	維生素 B_1
83mg	0.2mg	22μg	0.0μg	0.03mg
維生素 B_2	維生素C	食鹽		
0.11mg	20mg	0.4g		

FRUITS YOGURT SMOOTHIE

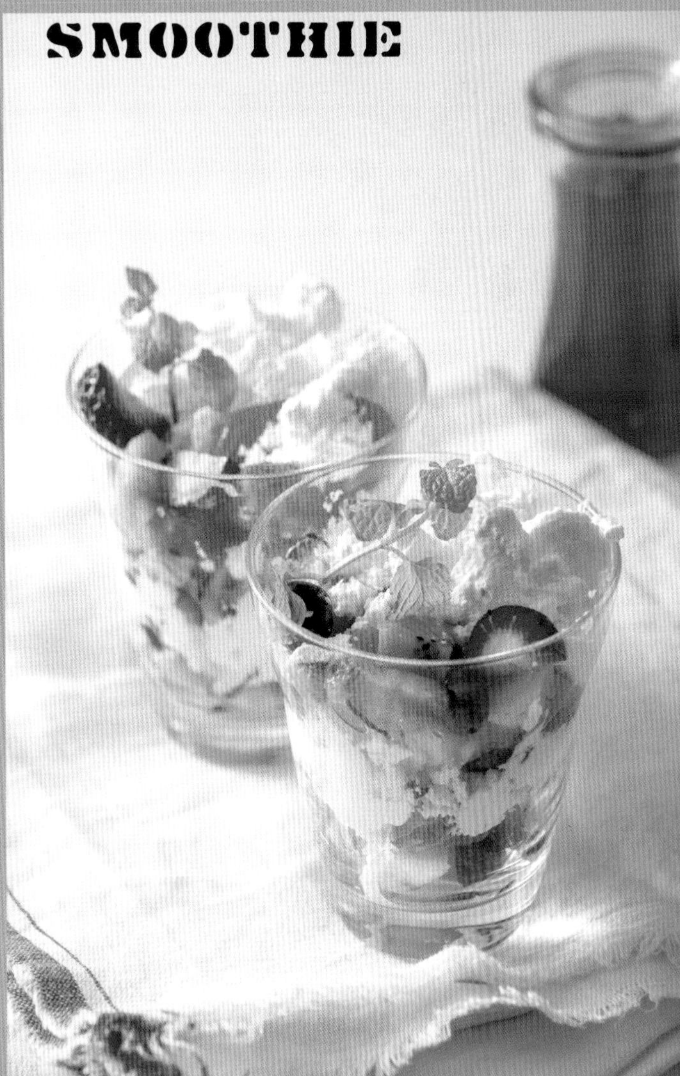

○可麗餅皮

（6 人份）
低筋麵粉 … 85g
糖粉 … 15g
鹽 … 1 小撮
蛋 … 2 顆
牛奶 … 120cc
奶油 … 10g

作法

1. 調理盆中撒入低筋麵粉、鹽、糖粉。
2. 另取一調理盆，放入蛋和牛奶，攪拌，再一點一點放入 **1**，確實攪拌均勻。
3. 將奶油放入鍋中，加熱至香氣四散為止。
4. 再將 **3** 放入 **2** 中，拌勻。
5. 取一鐵氟龍平底鍋，倒入約 30g 的 **4**，抹成一片正圓形，煎至底面呈金黃色後翻面，再煎至金黃色後取出。
   ※ 如果沒有鐵氟龍加工的平底鍋，就薄塗一層沙拉油。

○鮮奶油

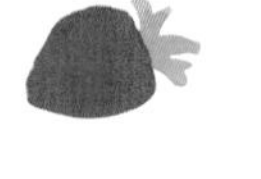

鮮奶油 … 200cc
細砂糖 … 20g

作法

1. 調理盆中放入冰好的鮮奶油和細砂糖，將空氣攪打進去，打發至可立起柔軟的尖角為止。

○卡士達奶油醬

蛋黃 … 3 顆
細砂糖 … 50g
低筋麵粉 … 20g
牛奶 … 250cc
※ 喜歡的香草精。

作法

1. 調理盆中放入蛋黃、細砂糖，用打蛋器打勻。
2. 接著撒入低筋麵粉，拌勻。
3. 再放入加熱至 80℃左右的牛奶，拌勻後封上保鮮膜。用 600w 的微波爐依下列方式加熱，拌勻，一共 3 次。
   〔加熱時間與次數〕
   加熱 2 分鐘→拌勻→加熱 2 分鐘→拌勻→加熱 1 分鐘→拌勻
   ※ 可隨個人喜好加點香草精來增加風味。

草莓可麗餅

從卡士達奶油醬開始做起的這款正統可麗餅，請務必跟小孩一起動手做。濕潤滑順的餅皮搭配草莓和鮮奶油，任誰都會愛不釋手。

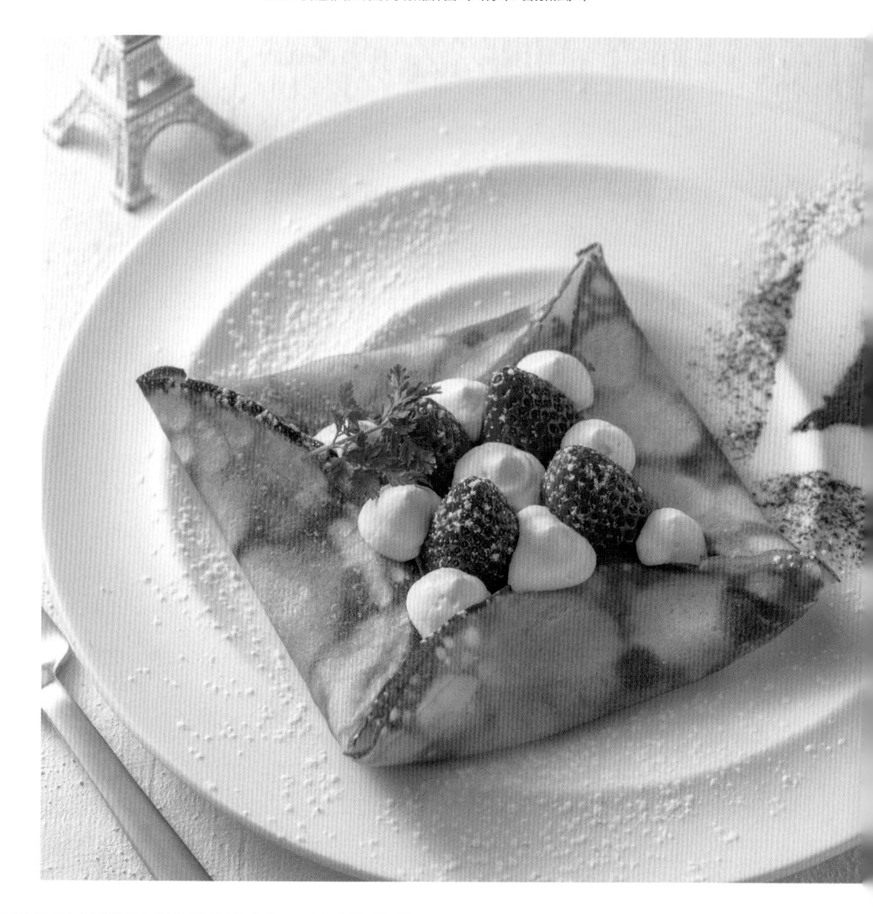

材料（2 人份）

草莓 … 8 顆
可麗餅皮 … 2 片
卡士達奶油醬 … 適量
鮮奶油 … 適量
糖粉、可可粉 … 適量
細葉芹 … 適量

作法

1. 可樂餅皮中央放入卡士達奶油醬、草莓，然後將邊緣向內摺成法式薄餅「galette」般。
2. 將鮮奶油擠在 **1** 的草莓之間，再撒上糖粉、可可粉、細葉芹等。

熱量	蛋白質	脂肪	碳水化合物	食物纖維	鈣	鐵	維生素A	維生素D	維生素B_1	維生素B_2	維生素C	食鹽
377kcal	8.6g	22.3g	34.8g	1.0g	114mg	1.1mg	160μg	1.0μg	0.09mg	0.24 mg	25mg	0.5g

STRAWBERRY CRAPE

BANANA & CHOCOLATE CRAPE

巧克力香蕉可麗餅

用可麗餅皮捲起整根香蕉，再放上大量的鮮奶油和卡士達奶油醬……最後不妨再放一點與香蕉絕搭的巧克力醬或堅果，便完成一道獨特且誘人的甜點了。

材料（2人份）

香蕉…2根
可麗餅…2片
杏仁果…適量
卡士達奶油醬…適量
鮮奶油…適量
巧克力醬…適量

作法

1. 用可樂餅皮捲起香蕉。

2. 盤中放入**1**、卡士達奶油醬、鮮奶油。淋上巧克力醬，再撒上搗碎的杏仁果粒。

熱量	蛋白質	脂肪	碳水化合物	食物纖維	鈣	鐵
324kcal	8.0g	15.1g	40.2g	1.8g	99mg	1.2mg

維生素A	維生素D	維生素B_1	維生素B_2	維生素C	食鹽
99μg	0.8μg	0.11mg	0.27mg	10mg	0.4g

\ 學生 × 主廚 × 食品廠商　產學共同開發計畫 /

Energy Bar for kids!

專為運動小子設計的能量餅乾棒

With 大阪樟蔭女子大學
學藝學部生活企畫學科
食品研究課程

肚子餓時的點心、運動過後的營養補給……，這是一群大學生專為運動小子設計的能量點心，裡面富含孩子成長發育所需的營養素，而且每一款都很有個性。照片上的只是試驗品，之後還會在浮田主廚、田中愛子教授的指導下，改良成更完美的食譜。

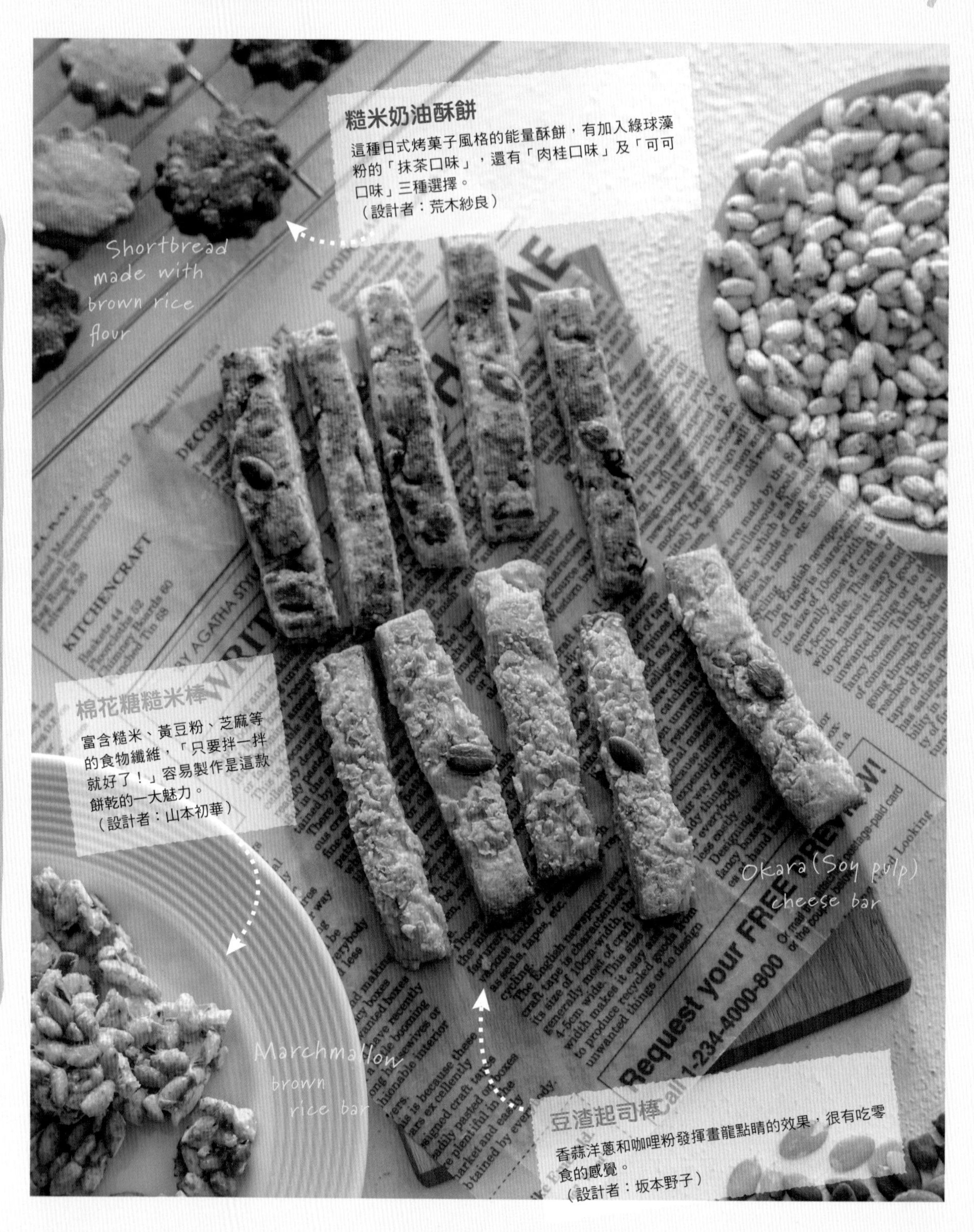

糙米奶油酥餅
這種日式烤菓子風格的能量酥餅，有加入綠球藻粉的「抹茶口味」，還有「肉桂口味」及「可可口味」三種選擇。
（設計者：荒木紗良）

棉花糖糙米棒
富含糙米、黃豆粉、芝麻等的食物纖維，「只要拌一拌就好了！」容易製作是這款餅乾的一大魅力。
（設計者：山本初華）

豆渣起司棒
香蒜洋蔥和咖哩粉發揮畫龍點睛的效果，很有吃零食的感覺。
（設計者：坂本野子）

OSAKA SHOIN WOMEN'S UNIVERSITY ATHLETE KIDS ENERGY BAR PROJECT

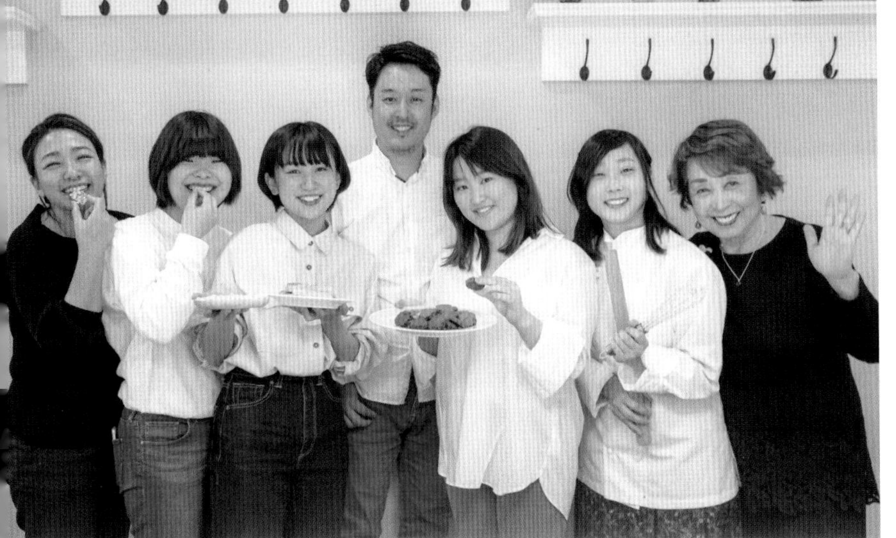

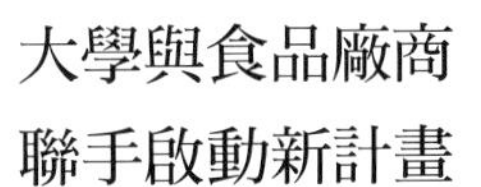

參與產品開發的團隊成員，個個躍躍欲試。學生們的拼勁結合浮田主廚的經驗而激盪出來的創意「能量棒計畫」，已於 2018 年啟動。

大學與食品廠商聯手啟動新計畫

這是由大阪樟蔭女子大學專攻食品研究課程的學生與食品廠商聯手推動的計畫，第一彈就是專為運動小子設計「能量棒」食譜。今後還會與各界企業合作，也會舉辦家庭活動等，精彩可期。

菜單總監：田中愛子、浮田浩明

企畫、製作：大阪樟蔭女子大學學藝學部生活企畫學科食品研究課程

氏田真里奈
前川琴音
荒木紗良
坂本野の子
南部早希
木田梨沙
箕曲郁
山本初華

指導：中島涼子
梁本愛子

協力：Chlorella Industry 股份有限公司／圖司穀粉股份有限公司

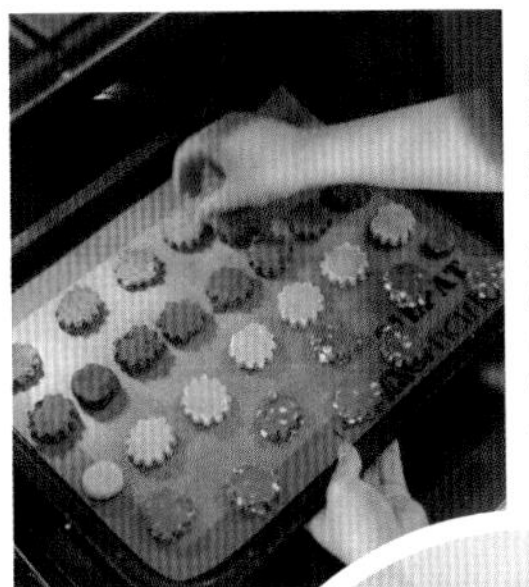

「糙米奶油酥餅」的綠，是富含維生素與礦物質的綠藻類「綠球藻」粉末的顏色，可以呈現出近似抹茶的風味。奶茶色的茶味酥餅中含有大量的肉桂；肉桂中富含礦物質錳，可望發揮抗氧化作用。

使用「圖司穀粉」公司的糙米粉，做出酥鬆的口感。為了討小朋友歡心，特別做成可可口味，而且大小正適合小朋友一口接一口。

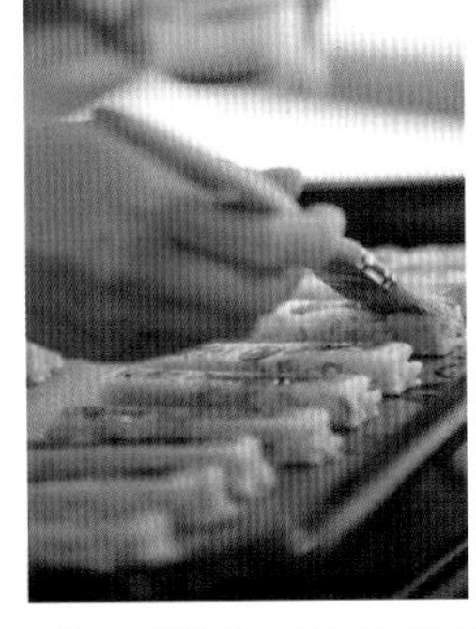

這款「豆渣起司棒」是專為常吃零食的運動小子設計的。使用炸洋蔥、卡宴辣椒等素材，超夠味！

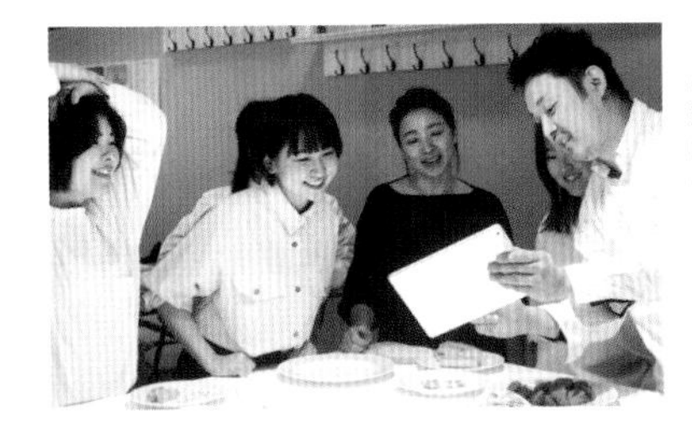

「吃起來覺得少了點什麼，要不要多用點堅果類？」、「是可以加點味道強烈的東西來畫龍點睛，但餅乾本身的滋味也很重要。」浮田主廚與田中教授對學生傾囊相授。大家在活潑的氣氛中充分交換意見。

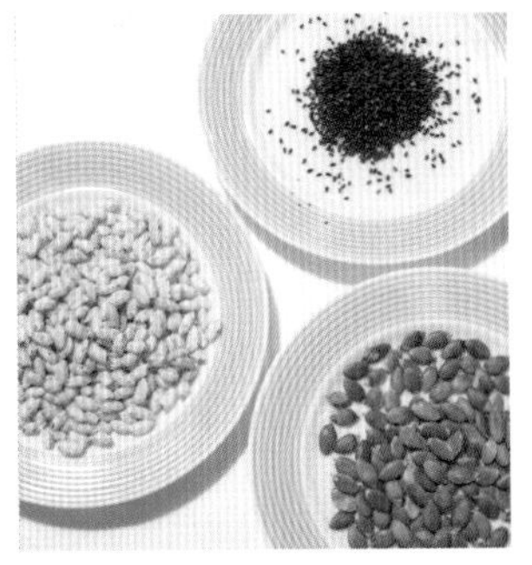

選用糙米的爆米香、糙米粉、黃豆粉等有益孩童健康的食材。南瓜子可讓外觀與口感更突出。芝麻與綠球藻等，既有豐富的香氣，味道又很獨特，是決定風味的主要素材。

「我想做出分量少又能填飽肚子的點心。」、「不只是當零食吃，還要能夠補充營養。」成員們一邊討論一邊發想食譜。

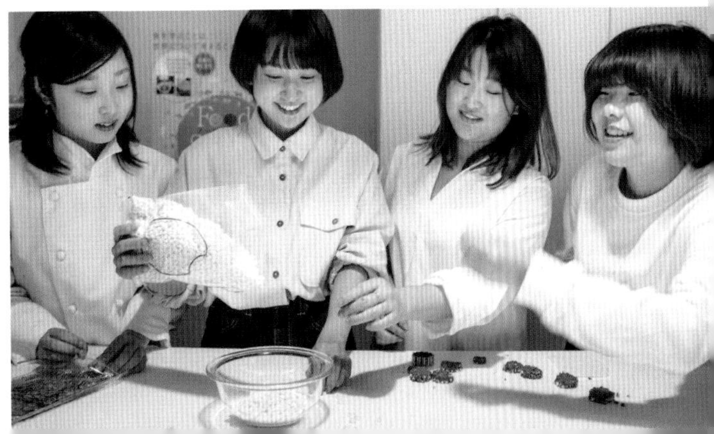

與在地機構合作的食育計畫

@大阪青山大學／大阪青山大學短期大學部

近年來，大學與在地企業合作的各種計畫越來越多了。大阪府箕面市大阪青山大學健康科學部健康營養學科的學生們，以及大阪青山大學短期大學部調理製菓學科的學生們，正與當地企業及幼稚園進行合作計畫。

Topic 01 大阪加油便當

「大阪飛腳」（GAMBA 大阪）是一支日本職業足球俱樂部，屬於日本職業足球聯賽的球隊之一。大阪青山大學、大阪青山大學短期大學部，與「大阪飛腳」締結夥伴關係，攜手合作許多活動，其中，連續七年舉辦「GAMBA 大阪加油便當計畫」，由未來的管理營養師，即健康營養學科的學生們創作觀戰便當，與球迷一起為大阪飛腳隊加油。這群學生向許多頂尖選手徵詢意見，然後在有限時間內，做出美味又兼顧外觀、成本、主題性、營養面等考量的便當，贏得一致好評。這也是一個培養專業管理營養師的絕佳訓練機會。
2018 年起，這項活動更進一步發展成「GAMBA 大阪合作計畫」，成員也擴及所有學科的學生，以實踐「發揮所學，貢獻地方」之服務學習為主軸，善用各學科特色，舉辦多姿多彩的活動。2018 年 11 月，在「Panasonic 吹田球場」外面舉辦一場開賽活動，除了販售手作麵包、湯品外，還設計了營養猜謎大賽。每一項精心企畫皆深獲支持者好評，十分成功。

GAMBA
150円
於寒風中大排長龍的球迷。

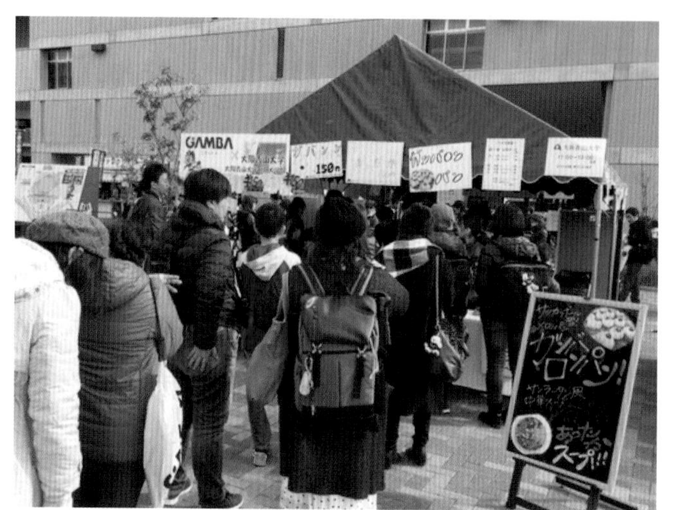

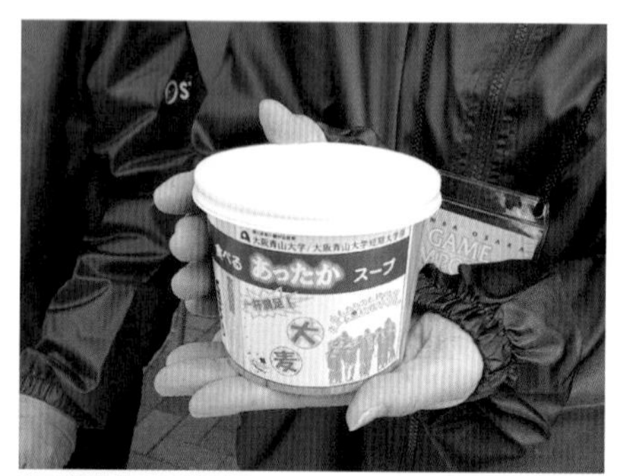

當天提供熱呼呼的湯品。

大阪青山大学短期大学部製菓コース一押し
ココア味がアクセントの
おいしいメロンパン
ガンバロンパン
1つ150円
～アレルギー～
卵・小麦・牛乳
做成足球模樣的菠蘿麵包人氣夯！

GAMBA

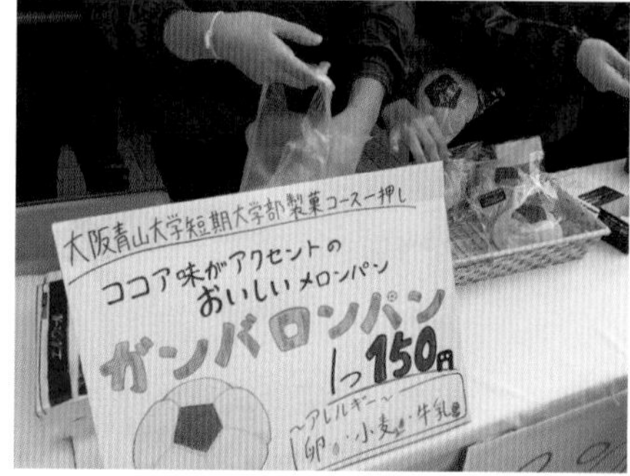

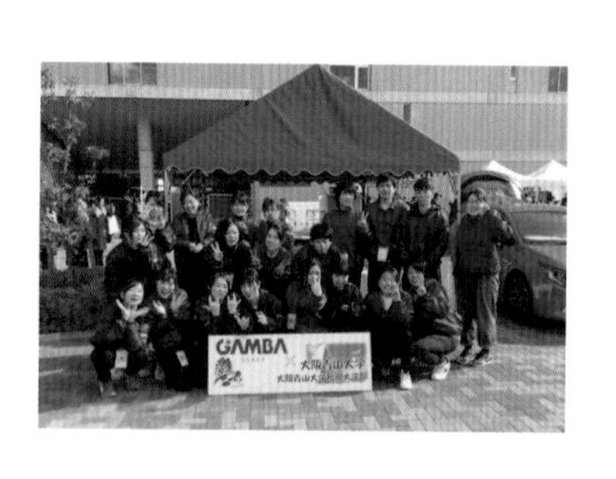

Topic 02 在幼稚園實施食育計畫

2019 年 2 月 15 日，大阪青山大學短期大學部調理製菓學科的學生（調理課程 1、2 年級）與教職員們，造訪兵庫縣川西市的私立平野幼稚園，舉行一場食育計畫「西洋料理的用餐體驗」。

以幼稚園學童為對象，教他們正確的刀叉使用方式、坐姿、麵包的吃法等西餐基本禮儀。事實上，這項食育計畫已行之多年，2018 年的年底，大學健康科學部健康營養學科的學生，就曾邀請附屬青山幼稚園的兒童們，到校園裡的「AOYAMA 餐廳」進行這項計畫，可說已經是學校的一項例行活動了。

這次是將料理和餐具搬到幼稚園。邀請 4 月就要升上小一的 50 名大班生，一起在幼稚園的禮堂聚餐，留下難忘的體驗。

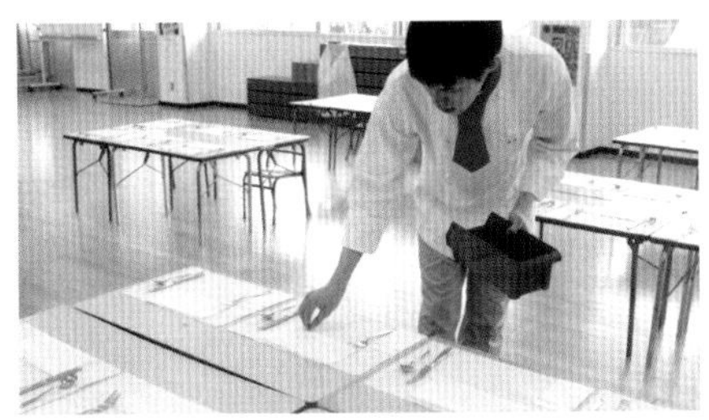

從擺設餐具開始，力求完美！

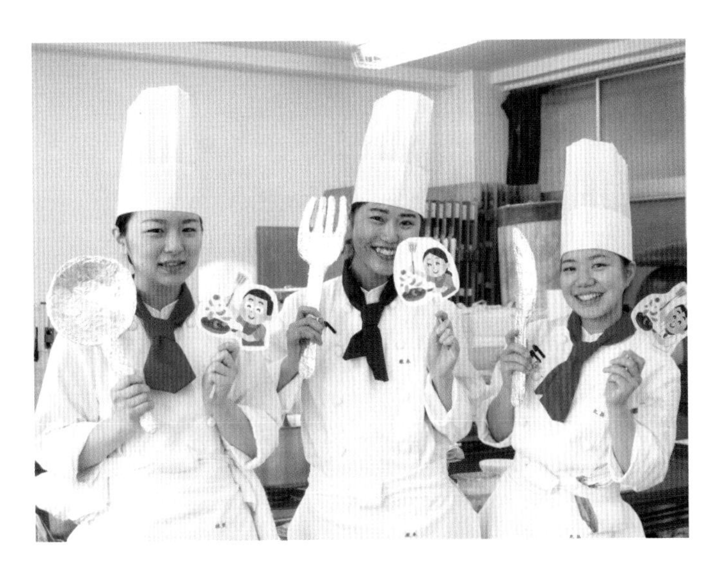

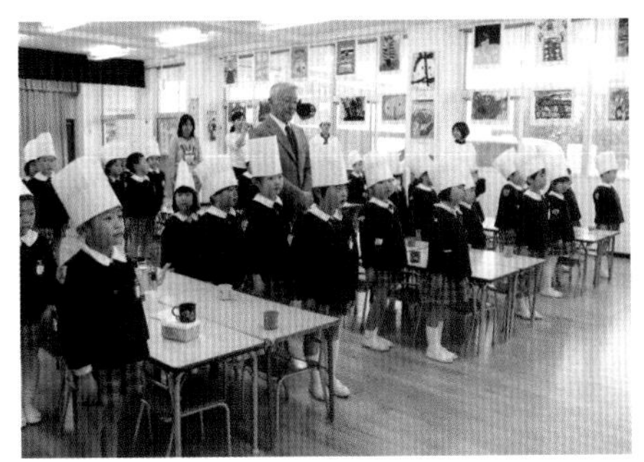

小小廚師們向專程前來指導的學生道謝。

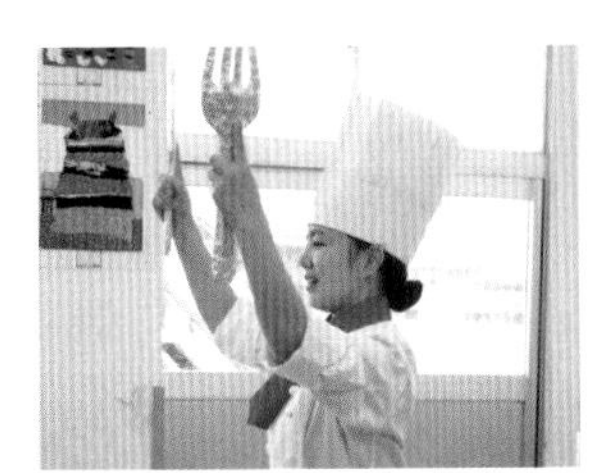

教小朋友如何正確使用刀叉。

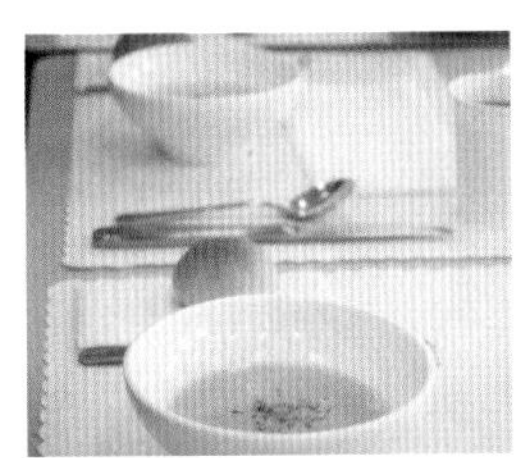

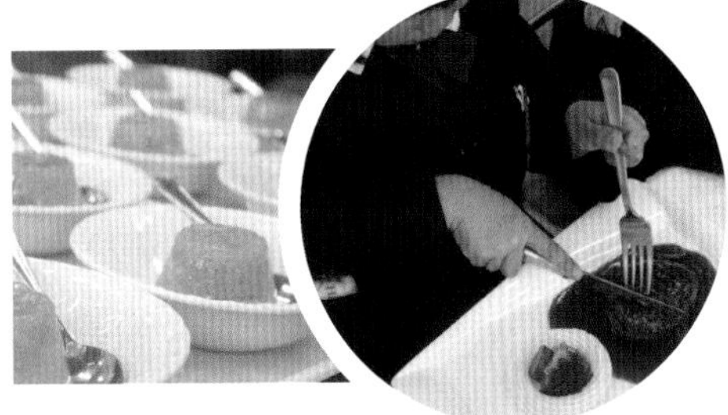

菜色是小朋友最愛的漢堡！
是包含了湯、麵包、點心的正式套餐。

Profile

〔監修〕山田裕司　大阪青山大學短期大學部教授
管理營養師 日本未病系統學會認證之未病專門指導師

大和學園京都調理師專門學校、大和學園京都營養醫療專門學校畢業。曾在大津市民醫院負責營養相關業務、菜單製作、供餐的調理等。之後擔任餐廳主廚，再到大和學園京都調理師專門學校、大和學園京都營養醫療專門學校擔任講師。1999 年擔任大阪青山大學短期大學部講師，指導調理學、調理學實習、飲食文化演習、食物專家論等。2013 年開始擔任該短期大學部教授。長年以日本料理專業調理師、管理營養師暨未病專門指導師的立場，積極研究日本飲食與健康的關係。2011 年日本未病系統學會召開近畿地方會議時擔任會長，讓這場學術研究大會圓滿成功。近年則積極參與活動，向海外介紹日本飲食及文化。

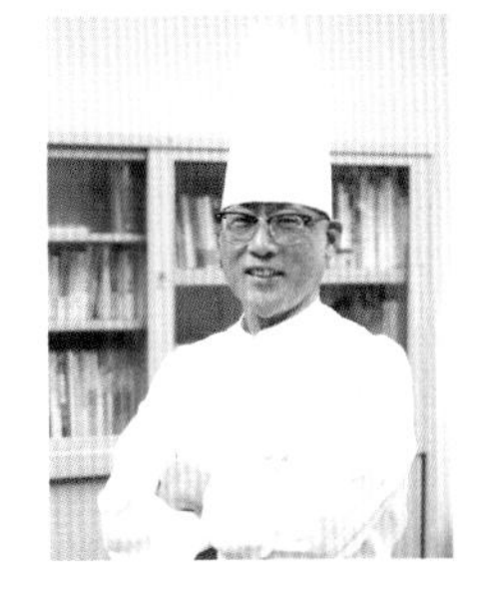

大阪青山大學／大阪青山大學短期大學部　https://www.osaka-aoyama.ac.jp

FOOD FOR KIDS ATHLETE

CHEF'S PROFILE

浮田 浩明

HIROAKI UKITA

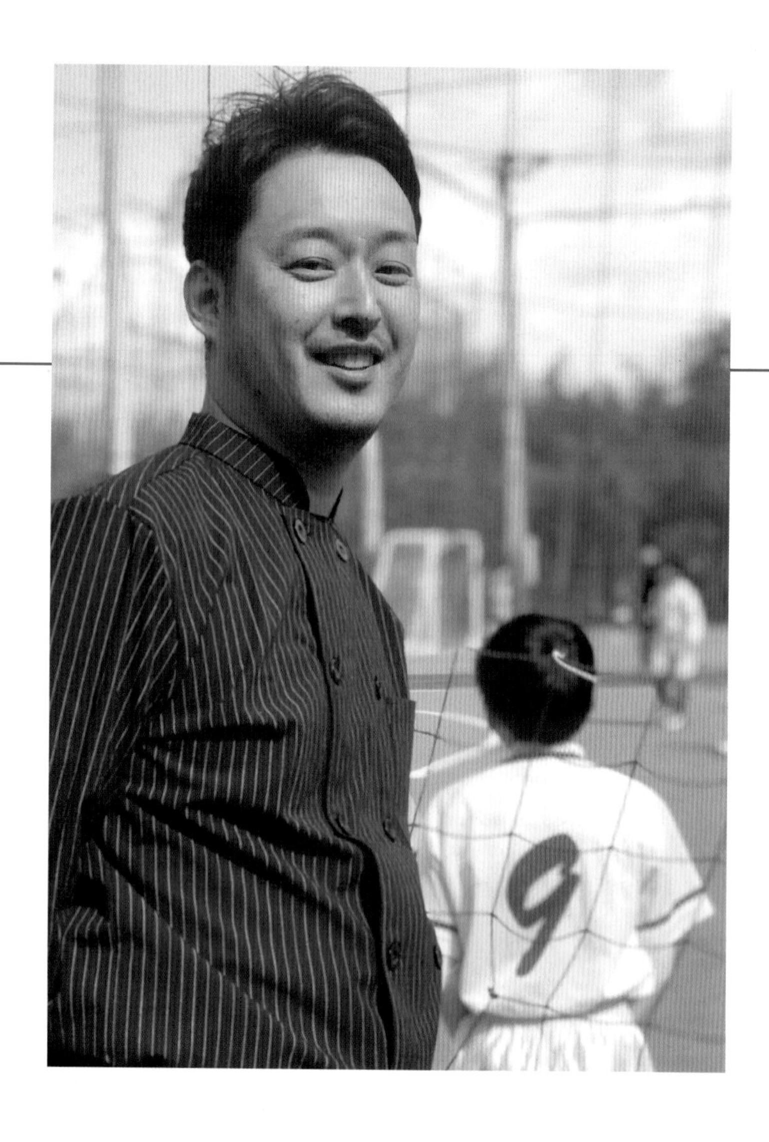

「Franc et élégant」店主兼主廚
運動員營養師
大阪飛腳「Panasonic 吹田球場」餐廳主廚

大學畢業後，先在滋賀縣一家飯店工作，後來在大阪的法式餐廳、中華料理餐廳精進廚藝，2003 年進入法式餐廳「L'eau a la bouche」，當了三年的料理長，2010 年 7 月在箕面市開設「Franc et élégant」餐廳，提供創意料理，讓賓客能在輕鬆（Franc）的氛圍中享用精致美食（élégant）。

2016 年起，擔任「大阪飛腳」足球隊主場「Panasonic 吹田球場」的 VIP 樓層主廚，2019 年起，承包「大阪飛腳」選手的餐飲製作業務。身為一位專為運動員設計飲食的「運動員飲食大師」，多年來一直運用豐富的知識，努力鑽研如何藉飲食提升運動員的表現力。近年也參與大阪府推動的 V.O.S. 菜單（考量蔬菜、油、鹽用量的健康菜單）的開發工作。

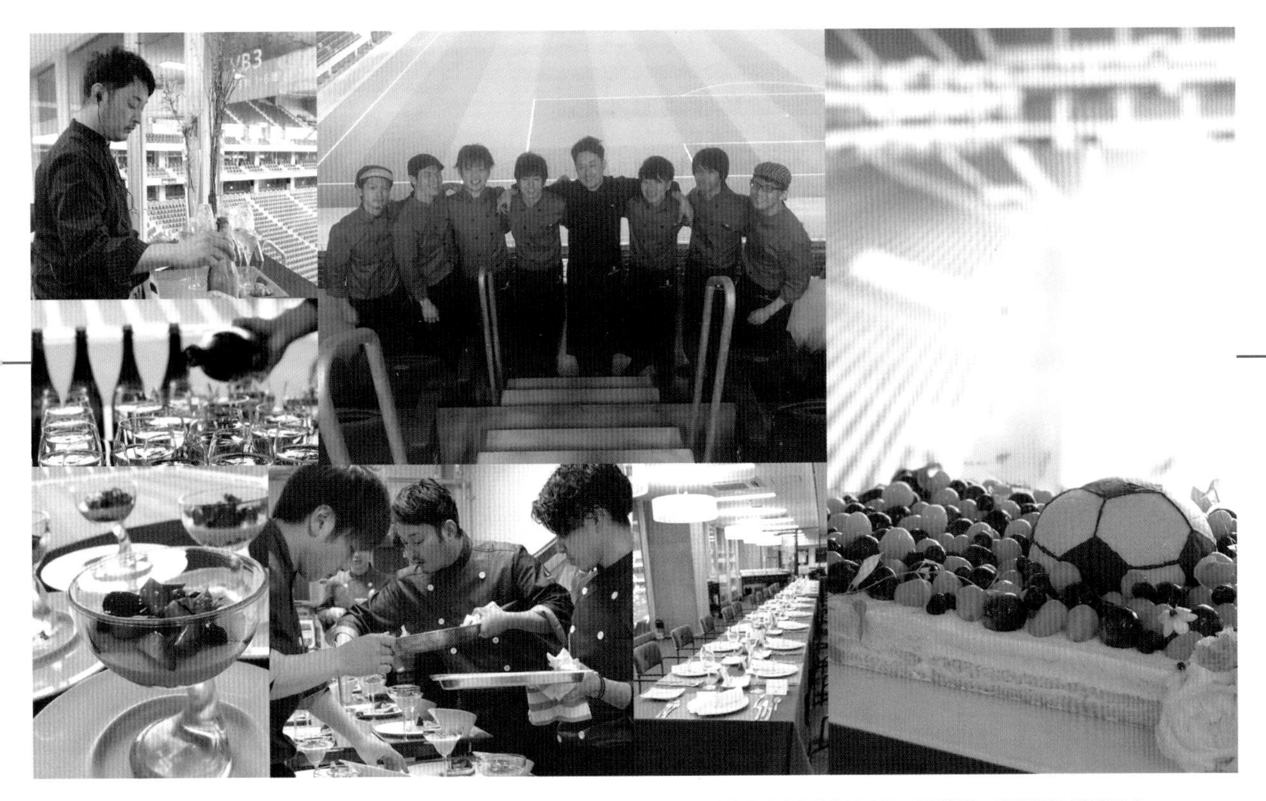

位於「Panasonic 吹田球場」內，由浮田主廚大展廚藝的餐廳。可邊享受精致美食邊眺望足球場，視野絕佳，深獲好評（通常不公開）。此外，「Panasonic 吹田球場」還於 2018 年榮獲日本建設業協會專為表揚優良建築所頒發的「第五十九屆 BCS 獎」。

大阪府吹田市千里萬博公園 3-3 https://suitacityfootballstadium.jp

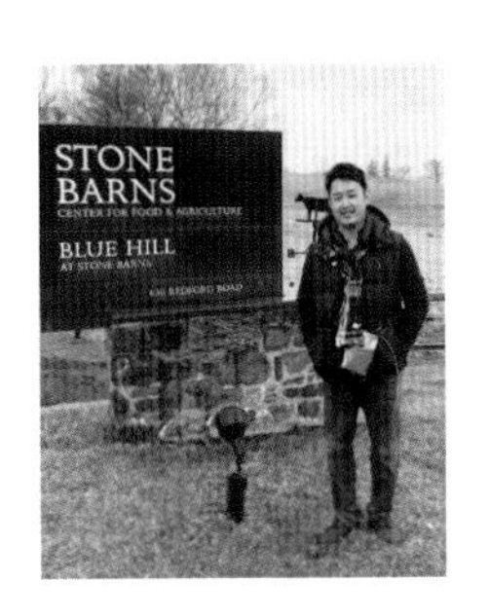

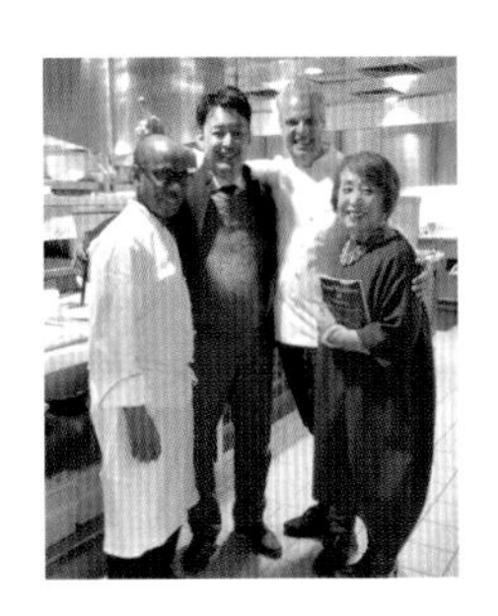

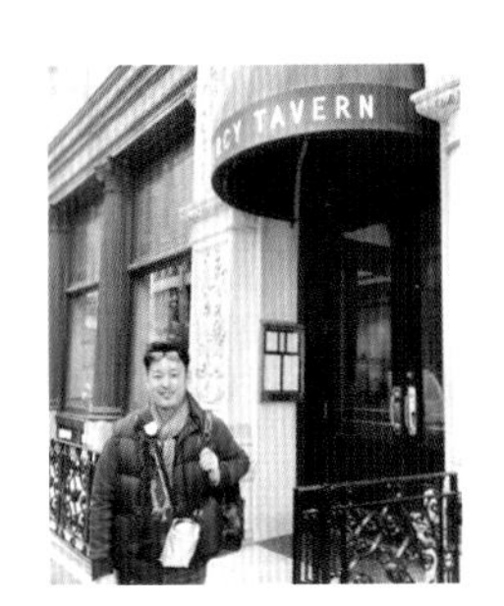

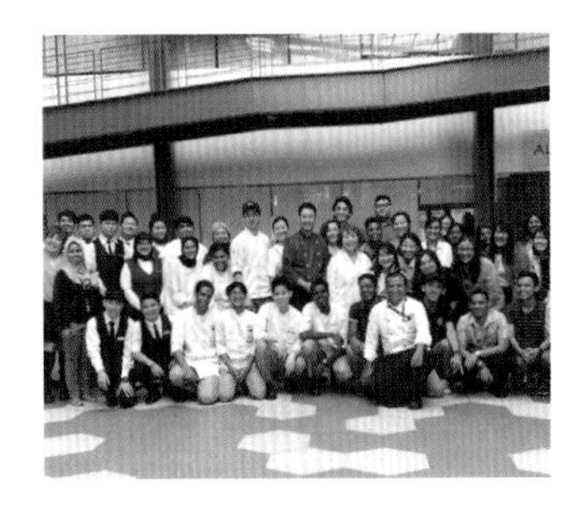

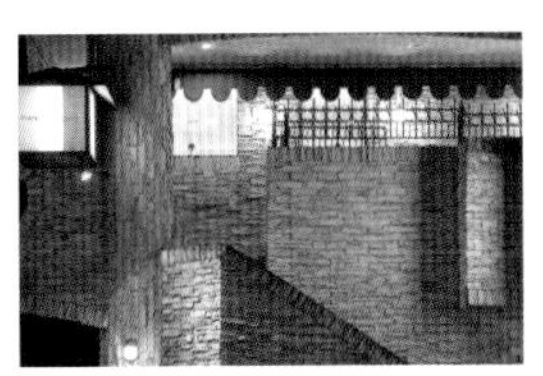

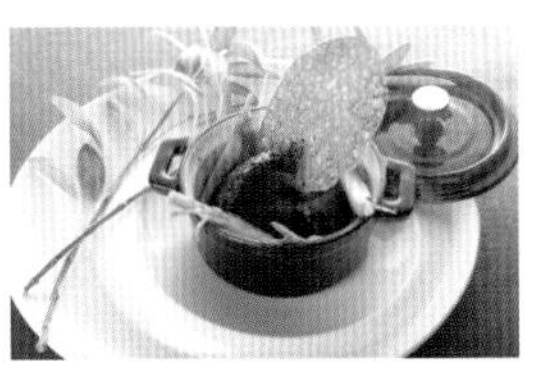

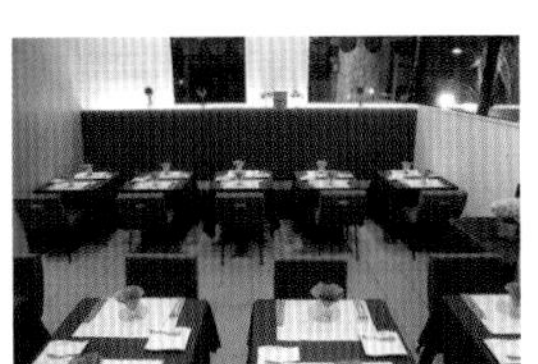

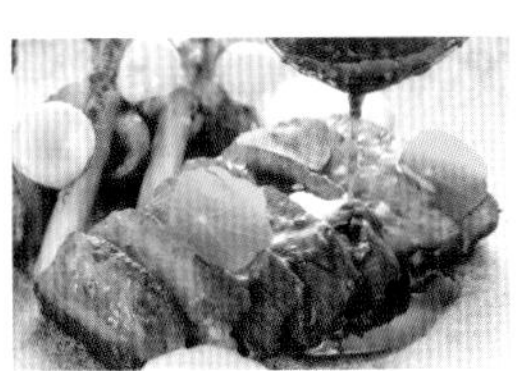

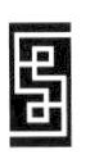

Franc et élégant

SHOP DATA

『Franc et élégant』
〒 562-0003 大阪府箕面市西小路 2-8-17 MEGUMI 大樓 2F TEL・FAX／072-725-9552
營業時間／週二～日，例假日（晝）12:00～15:00（L.O）（夜）18:00～23:00（L.O） 公休／不定期
※ 公休日請上「Franc et élégant」（http://www.franc-et-elegant.com）官網的營業時間表查詢。

TITLE

運動營養師的兒童健身餐

STAFF

出版　瑞昇文化事業股份有限公司
作者　浮田浩明
監修　山田裕司
譯者　林美琪

總編輯　郭湘齡
責任編輯　張聿雯
文字編輯　徐承義　蕭妤秦
美術編輯　許菩真
排版　執筆者設計工作室
製版　印研科技有限公司
印刷　桂林彩色印刷股份有限公司

法律顧問　立勤國際法律事務所　黃沛聲律師
戶名　瑞昇文化事業股份有限公司
劃撥帳號　19598343
地址　新北市中和區景平路464巷2弄1-4號
電話　(02)2945-3191
傳真　(02)2945-3190
網址　www.rising-books.com.tw
Mail　deepblue@rising-books.com.tw

初版日期　2021年2月
定價　350元

ORIGINAL JAPANESE EDITION STAFF

Produce　田中愛子
Photograph　塩崎聰
Design / Illustration　有田真一
Editorial / Table Styling / Text　中山阿津子　茶野真知子　三浦佳子　小森文

國家圖書館出版品預行編目資料

運動營養師的兒童健身餐 = Food for athlete kids / 浮田浩明作 ; 林美琪譯. -- 初版. -- 新北市 : 瑞昇文化事業股份有限公司, 2021.02
112面 ;18.2x25.7公分
ISBN 978-986-401-466-8(平裝)
1.健康飲食 2.食譜 3.兒童

411.3　109021641